AF378130

BÉBÉS
EN RÉANIMATION

Bernard GOLSE,
Sylvie GOSME-SEGURET
et Mostafa MOKHTARI

BÉBÉS EN RÉANIMATION

NAÎTRE ET RENAÎTRE

*Avec la collaboration de
Martine Bloch*

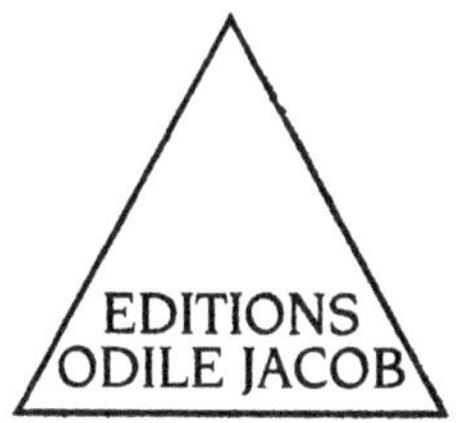

*J'ai compris qui elle était, ma petite fille, quand elle
est née. Quand j'ai ouvert les yeux, il y a eu comme
un nouveau lien qui s'est créé tout de suite, comme
si la fibre maternelle s'était dépliée. Elle existait
comme à l'état compact et elle attendait pour éclore,
comme une fleur.*
*C'était latent et cela éclôt au moment où tu vois.
Cela permet d'envelopper d'une autre façon, de
remplacer l'utérus par quelque chose de psychique,
une enveloppe de chaleureux.*

(Paroles d'une mère d'enfant hospitalisé
en réanimation néonatale)

Avant-propos

Loin de l'exploit qu'elle constituait dans les premiers temps, la réanimation néonatale est devenue, en l'espace de quarante ans[1], un authentique moyen de soins. Elle permet désormais de sauver des milliers de bébés, immatures ou malades qui, autrement, n'auraient pas vécu.

Les chiffres sont éloquents. Selon les estimations, environ 10 % des nouveau-nés effectuent aujourd'hui un séjour plus ou moins prolongé en service de médecine néonatale, dans les suites immédiates de leur naissance, dont 3 à 5 % en service de réanimation proprement dit. Soit, 50 000 à 80 000 enfants par an, en France, pour l'ensemble des services de médecine et de réanimation infantile. Fort heureusement, 50 à 80 % d'entre eux survivent.

Ces chiffres sont considérables car ils signifient qu'un nombre non négligeable d'enfants débutent désormais leur vie sur terre par un temps d'existence dans des conditions de vie très particulières, au sein d'un milieu hypermédicalisé et

____

1. En France, la réanimation infantile a débuté en 1963 à l'hôpital Saint-Vincent-de-Paul grâce à l'action du professeur Gilbert Huault.

hypertechnicisé dont les diverses caractéristiques sont bien loin, on s'en doute, de celles d'un environnement familial habituel.

L'accroissement incontestable du nombre de nouveau-nés concernés par la réanimation néonatale est sans doute le fruit de plusieurs facteurs. Parmi eux, il faut citer le développement des techniques d'assistance médicale à la procréation, lesquelles, parallèlement à leur indéniable intérêt, donnent lieu cependant relativement souvent à des grossesses multiples et donc à des enfants fréquemment prématurés ou de petit poids de naissance (jumeaux ou triplés, principalement). À cette évolution actuelle des techniques biomédicales, il convient sans doute d'ajouter le nombre croissant d'accouchements prématurés liés à des conditions de vie stressantes des mères ou à une certaine précarité socioéconomique d'ensemble. Enfin, les progrès des techniques pédiatriques permettent désormais de soigner des enfants extrêmement prématurés (les « prématurissimes ») ou des enfants si malades qu'ils auraient été laissés pour morts autrefois.

En tout état de cause, et même s'il existe probablement bien d'autres raisons susceptibles de rendre compte de l'augmentation du nombre de bébés séjournant en réanimation néonatale, les équipes soignantes impliquées ont été inéluctablement amenées à s'interroger sur l'impact d'un tel phénomène pour les enfants et leur avenir psychique.

Fabriquons-nous donc des bébés vulnérables ? En son temps, un auteur comme Ginette Raimbault avait posé une question un peu analogue à propos des enfants traités en service de soins intensifs pendant de longues semaines, de longs mois, voire pendant des années. « Fabriquons-nous des psychotiques ? », se demandait-elle alors. Le recul a montré qu'il n'en était rien et peut-être parce que ces enfants font, en dépit de tout, l'objet d'une attention particulière. Néanmoins, si la réanimation néonatale ne « fabrique » pas particulièrement d'enfants autistes ou psychotiques, la question demeure de savoir si l'impact de ces soins précoces ne fragilise pas les enfants en les marquant par exemple du sceau de la douleur ou de stimulations sensorielles par trop intenses ou par trop chaotiques.

Plus les difficultés médicales et techniques se sont vues progressivement maîtrisées, plus les équipes ont été conduites à réfléchir au bien-être présent et futur des enfants dont elles avaient la charge, et donc, aussi à celui de leurs parents ; plus elles ont également pris conscience qu'elles-mêmes ne pouvaient évacuer leur propre vécu affectif face à des histoires et des situations très lourdes et remuantes sur le plan émotionnel.

En effet, si les progrès technologiques et médicaux ont considérablement fait chuter le taux de mortalité infantile, si certains enfants dont la santé à la naissance était très précaire peuvent aujourd'hui « renaître », il n'en reste pas moins que les unités de réanimation néonatale sont des lieux où la mort est toujours possible et, parfois, malheureusement réelle. Le décès d'un bébé est toujours une situation extrêmement douloureuse et éprouvante, en premier lieu pour les parents, mais aussi pour le personnel soignant chez qui il peut entraîner de véritables syndromes dépressifs.

Joint à l'intensité de la charge émotionnelle toujours présente dans les unités de réanimation, ce risque de détresse psychique a conduit les réanimateurs à ouvrir récemment leurs « services » et à en permettre l'accès aux psychologues, aux psychiatres et aux psychanalystes. C'est de ce mouvement, dont on ne peut que se réjouir puisqu'il contribue à une meilleure compréhension de ces situations d'urgence et à une plus grande collaboration de tous les acteurs impliqués, que ce livre voudrait témoigner.

Sans doute sait-on aujourd'hui beaucoup plus de choses sur les conditions favorables et nécessaires à une croissance et à une maturation psychiques harmonieuses des bébés, mais quelles que puissent être ces nouvelles données concernant le développement précoce des enfants, l'engagement personnel et la nature de l'investissement de chacun, parent ou soignant, se situent toujours au-devant de la scène.

C'est à la rencontre entre des bébés en grande difficulté, leurs parents gravement atteints dans leur existence d'hommes et de femmes et des équipes professionnelles techniquement et humainement sollicitées que nous avons voulu rendre hommage tout au long de ces pages. Non pas pour condamner telle ou telle évolution de notre société mais pour réfléchir sur les enjeux qui découlent de ces nouvelles pratiques.

Les débuts de vie se passent désormais de plus en plus à l'hôpital. Le constater ne suffit pas. Les « C'est comme ça » ne suffisent plus. Comment naître, et parfois mourir, sans trop de souffrance ? Notre responsabilité collective se trouve engagée et notre réflexion doit également se situer sur un plan éthique, moins pour dire ce qu'il faut faire que pour essayer de préciser ce qu'il ne faut pas faire.

Dans le domaine de la réanimation néonatale, c'est sans doute le seul moyen de faire que les bébés puissent ensuite vivre et non pas seulement survivre, c'est-à-dire, d'une certaine manière, également naître ou... renaître dans des services ou des unités qui sont évidemment aussi fondamentalement porteurs d'espoir. Mais c'est, bien sûr, à nous adultes de savoir aider ces bébés à vouloir vivre.

Première partie

HISTOIRES DE VIE

Une journée comme une autre
d'un bébé en réanimation

Il est sept heures du matin. Le soleil n'est pas encore levé lorsque le téléphone sonne dans le poste central de la réanimation au troisième étage. Une brève discussion, chaleureuse et amicale, s'engage entre une infirmière et son interlocutrice. Puis on raccroche après un : « À tout de suite ! » L'infirmière qui a pris l'appel informe ses collègues en criant dans le couloir : « C'est la manip radio [la technicienne de radiologie], elle monte. »

Ce coup de fil annonce le début d'une journée mais aussi la fin, ou presque, d'une garde de douze heures car, pour l'équipe de nuit, il reste encore un peu de travail. Dès six heures et demie du matin, l'agitation a commencé dans le « Sas », le local situé à l'entrée du service et qu'on utilise pour se changer et se laver les mains. L'équipe des aides-soignants est arrivée, suivie de celle des infirmières. Ils seront rejoints par l'équipe des médecins à partir de huit heures et quart environ.

Pour les bébés, il n'y a pas le début d'une journée ou la fin d'une autre, mais plutôt un enchaînement ininterrompu de soins. Cette journée sera aussi éprouvante que les précédentes avec son cortège d'aspirations, de prélèvements, d'examens. Quelques moments de répit et de douceur viendront la ponctuer, tels que la visite des parents ou les massages corporels à l'huile pratiqués par les infirmières.

Voici un aperçu d'une journée ordinaire pour un bébé placé en service de réanimation.

— *7 heures du matin*
Radiographie du thorax

— *7 heures 30 minutes*
Prélèvements sanguins pour la mesure des gaz du sang (oxygène, gaz carbonique...)

— *8 heures du matin*
Premier gavage. On remplit la seringue du pousse-seringue automatique. Le bébé est nourri en continu pendant environ deux heures toutes les trois heures.

— *8 heures 15 minutes*
Change

— *8 heures 25 minutes*
Aspiration trachéale et pharyngée qui permet de récupérer les sécrétions trachéales et celles de la bouche

— *9 heures 30 minutes*
Toilette dans la couveuse suivie d'une aspiration trachéale

— *10 heures*
Massage à l'huile

— *10 heures 30 minutes*
Aspiration trachéale et pharyngée

— *10 heures 45 minutes*
Change et changement de positionnement
Visite médicale (examen clinique complet)

– *11 heures*
Deuxième gavage

– *11 heures 30 minutes*
Échographie transfontanellaire (dans le service)

– *11 heures 45 minutes*
Kinésithérapie respiratoire (première séance)

– *12 heures*
Aspiration trachéale et pharyngée et mesure de la glycémie (dextro)

– *13 heures*
Soins, changement de position et nettoyage du lit

– *13 heures 30 minutes*
Aspiration trachéale et pharyngée

– *14 heures*
Début des visites des parents

– *14 heures 30 minutes*
Aspiration trachéale et pharyngée
Gavage

– *14 heures 45 minutes*
Séance de « peau à peau » avec la maman

– *15 heures 30 minutes*
Réinstallation dans le lit après le « peau à peau »

– *15 heures 45 minutes*
Kinésithérapie respiratoire et aspiration trachéale

– *17 heures*
Radio thoracique ou bilan sanguin de contrôle
Gavage

– *17 heures 30 minutes*
Aspiration trachéale et pharyngée

– *18 heures 30 minutes*
Change

– *18 heures 45 minutes*
Aspiration trachéale et pharyngée

– *19 heures*
Visite des médecins de garde (examen clinique complet)

– *21 heures*
Aspiration trachéale et pharyngée
Gavage
Changement de position et massage à l'huile

– *22 heures 30 minutes*
Aspiration trachéale et pharyngée, parfois bilan sanguin

– *24 heures*
Aspiration trachéale et pharyngée
Gavage et mesure de la glycémie (dextro)

– *1 heure 30 minutes*
Aspiration trachéale et pharyngée

– *3 heures*
Aspiration trachéale et laryngée
Gavage

– *5 heures 30 minutes*
Aspiration trachéale et pharyngée
Gavage

Voilà, donc, l'emploi du temps d'une journée « lambda » d'un bébé en réanimation néonatale, emploi du temps auquel il faut rajouter, plusieurs fois par semaine, les actes suivants :
– divers examens complémentaires effectués par des spécialistes soit au sein même du service (électroencéphalogramme, échographie cardiaque ou transfontanellaire,

examen ophtalmologique...), soit à l'extérieur du service (imagerie cérébrale par résonance magnétique, scanner...) ;

– divers prélèvements (ponction lombaire) ou soins spécifiques (pose de cathéters, drains de pneumothorax, kinésithérapie motrice...) ;

– diverses manipulations afin de régler les machines et vérifier les électrodes qui bougent avec les mouvements de l'enfant et qui font très fréquemment sonner les mécanismes d'alarme (scopes) ;

– diverses interventions liées aux fréquents ralentissements cardiaques du bébé et aux désaturations du sang en oxygène, surtout durant les premiers jours d'hospitalisation.

La question qui se pose alors est de savoir si un tel emploi du temps permet l'instauration de microrythmes structurants ou s'il occasionne au contraire de multiples ruptures existentielles qui ne peuvent être que nocives pour le développement de l'enfant. La question demeure ouverte. La réponse dépend en grande partie de la qualité de l'attention psychique qui est accordée à l'enfant au cours de ces différentes interventions. Les histoires qui vont suivre tendent, pour l'essentiel, à montrer que le pire n'est pas toujours sûr.

CHAPITRE PREMIER

Sandrine : une naissance prématurée par césarienne

Sandrine est une petite fille née prématurément, par césarienne en urgence, sa mère ayant été victime d'un accident de la voie publique. L'adaptation cardio-respiratoire néonatale a été très difficile et la récupération lente après une réanimation vigoureuse. Elle a été transférée dans le service de réanimation pour bénéficier d'une ventilation artificielle en raison d'une maladie respiratoire très sévère en rapport avec l'immaturité pulmonaire due à la prématurité.

D'emblée, cette petite fille inquiète tout le monde par l'accumulation de plusieurs problèmes vitaux car, en plus de sa maladie respiratoire grave, elle a une fonction cardiaque médiocre et une tension artérielle basse. Quelques heures après l'hospitalisation en réanimation, sa situation s'aggrave et des crises convulsives apparaissent, faisant craindre une atteinte cérébrale venant se surajouter aux troubles cardiaques susceptibles d'entraîner le décès.

Pendant les premières heures de vie, les parents ne se sont pas manifestés. Le père, se doutant de la gravité de la maladie de son enfant qu'il a vue avant le transfert en réanimation, évite de téléphoner dans le service de peur d'apprendre de mauvaises nouvelles. En revanche, la mère n'a pas vu sa fille. Elle était endormie par l'anesthésie générale reçue à l'occasion de la césarienne. Elle a eu des « nouvelles » plutôt rassurantes par son mari qui essaie de la protéger et de ne pas la ramener trop rapidement aux cauchemars du réveil : vingt-quatre points de suture sur le visage et l'utérus vide. Elle se sent entièrement responsable de l'accident.

Alors que, pour Sandrine, la première matinée en réanimation s'achève, le premier contact s'établit enfin avec la famille par l'intermédiaire du grand-père paternel. Il est médecin, lui aussi, à la retraite. Il est très peiné par ce « drame » familial et il voudrait jouer le rôle d'intermédiaire entre les médecins et les parents. Il entend ainsi protéger tout le monde, et notamment sa petite fille contre « l'acharnement » des médecins.

Ses premières phrases sont pleines de souffrance, de lucidité et de résignation : « Vous comprenez, faites votre possible, mais on ne veut pas de plante verte. » Il souhaite également protéger les parents de Sandrine contre la brutalité des mots et, avant de partir, il réfléchit longuement et après un long soupir, il dit : « S'il arrive quelque chose à Sandrine, je préfère être le premier informé, afin de préparer les parents. »

Les préparer à quoi ? À l'éventualité de la mort de leur bébé ? Est-on réellement – même bien préparé – capable d'admettre la mort de son enfant et tout particulièrement dans cette situation où l'on se sent responsable de sa naissance précipitée comme de sa mort prématurée ?

Tu ne sais pas si le papa a téléphoné ?
Le pédiatre raconte

Quoi qu'il en soit, au cours de l'après-midi, l'état de santé de Sandrine s'aggrave de nouveau. L'ambiance devient progressivement très tendue. Dans la chambre triste, mes propos se limitent à une série d'« ordres » : Tu fais ça, tu modifies ça, tu rajoutes ça... L'infirmière y répond par des propos convenus : Tu penses que ça va marcher ? Tu penses qu'elle va s'en sortir ? Puis est posée, pour la première fois, la question capitale : Tu ne sais pas si le papa a téléphoné ? Tu ne sais pas s'il va venir ?

Avec le « papy », les discussions sont souvent très techniques. De peur de déranger, il s'excuse plusieurs fois avant et après chaque communication téléphonique ou entrevue devant la porte de réanimation. Il a davantage un langage de médecin que de grand-père. Pour le remercier de sa présence, et de son assistance, je lui donne des nouvelles de sa petite-fille alors que le règlement n'autorise en principe qu'à informer les seuls parents.

Progressivement, l'état clinique de Sandrine se détériore et l'atmosphère devient insupportable, avec un sentiment de responsabilité devant la maladie de cette petite « intruse » qui devient un « agresseur » et, même, un fardeau pour le personnel qui s'en occupe. On commence à lui reprocher sa mauvaise volonté, son absence de réaction aux médicaments qu'on lui administre.

La cohésion, pourtant très solide, de l'équipe commence à se disloquer. Le dialogue s'appauvrit avant de laisser la place à un silence interminable, entrecoupé par les seuls « bips » du cardioscope et le ronflement de la machine de ventilation artificielle. De temps à autre, s'engage un semblant de discussion sur le risque vital et le risque de séquelles. Puis, de nouveau, c'est le silence et la même question qui revient : Tu ne sais pas si le papa a téléphoné ? Tu ne sais pas s'il va venir ? Cette question va être posée de plus en plus fréquemment, de manière insistante, jusqu'à devenir obsédante, à mesure que le temps passe. Plus l'état de Sandrine s'altère, plus elle prend l'aspect d'un souhait.

L'après-midi est bien entamée lorsque l'infirmière regarde de nouveau l'horloge, comme pour vérifier l'horaire d'un soin, et repose de nouveau la question mais, cette fois, avec du désespoir dans la voix. Correctes au début, mes réponses se font maintenant par le silence ou par un « non » sec.

L'état clinique de Sandrine s'altère, l'atmosphère s'alourdit, l'angoisse monte. Les phrases, qui sortent difficilement de ma bouche, deviennent réprobatrices : « Si tu te dépêches de passer le remplissage au lieu de poser ce genre de questions, je pense qu'elle ira mieux », ou bien : « Elle a plus besoin de soins efficaces que de la visite de son père. » Naturellement, dans ce genre de situations très graves, il importe d'avoir des infirmières « muettes » et disposant d'une dizaine de bras pour exécuter une multitude de gestes à la fois ! Malheureusement, cette infirmière, particulièrement efficace, n'a que deux bras... Je ne peux d'ailleurs pas trop la bousculer : elle est enceinte et effectue son avant-dernier jour de travail avant son congé de maternité. Cette première grossesse, obtenue difficilement, la rend très sensible à toute complication éventuelle. Les conditions de naissance de Sandrine l'affectent profondément : le terme théorique était le même que celui de sa propre grossesse.

En fin de journée, l'atmosphère devient explosive. À la nième demande, ma réponse fuse, brutale : « Je me fous du père, je m'en fous de savoir s'il a téléphoné ou non. Ce qui m'intéresse, c'est de sauver cette petite fille ! Je n'ai pas à me substituer aux parents, j'ai une fonction et un devoir vis-à-vis d'elle, j'estime que je dois accomplir mon travail correctement, et ça s'arrête là. Un point c'est tout. » L'infirmière perd alors son calme et me dit avec une forte intensité dans la voix : « Tu te rends compte si ce papa ne peut pas voir sa fille vivante, tu imagines ? » Le ton monte dans la chambre, chacun déverse sa colère sur l'autre.

Quelques instants après, nouveau silence. J'en profite pour extérioriser ce qu'elle refuse de dire depuis le début : « Tu sais, l'image du père solide, fort et protecteur a quand même ses limites. Dans un cas pareil, qu'est-ce que tu veux que le père fasse ? Son rôle est peut-être plus important auprès de sa femme qui a certainement autant besoin de lui que sa fille. » L'infirmière reste indifférente, mais je suis sûr qu'elle pense à sa propre histoire et à ce que son mari ferait dans une situation pareille. Elle écoute sans paraître réellement entendre.

Son attitude me fait penser à celle de certains parents à qui l'on est venu annoncer une mauvaise nouvelle concernant leur enfant et qui semblent demeurer insensibles à tout ce qu'on leur dit ensuite, un peu comme si leur esprit était déjà tout entier occupé ailleurs, accaparé par la mauvaise nouvelle. Pourtant, ici, le contexte est relativement différent. Il ne s'agit pas des parents ni d'une nouvelle trop catastrophique. J'ai pourtant senti de la douleur et une souffrance profonde qui paralyse la pensée de cette infirmière. En l'absence des parents, elle reproduit leurs sentiments et, d'une certaine manière, leur présence.

Il est vingt heures. La journée s'achève pour l'infirmière et la première nuit en réanimation commence pour Sandrine. Son état se stabilise, je dirais même qu'il paraît s'améliorer. L'infirmière ne pose plus de questions. Avant de partir, elle caresse le bébé avec un regard triste et mouillé qui semble dire : « À demain matin. Peut-être... » Elle se retourne deux ou trois fois vers la façade vitrée de la chambre, comme pour un dernier au revoir. Je la sens très affectée, et culpabilisée à l'idée d'abandonner cette petite fille pour quelques heures.

Le lendemain, l'état de Sandrine s'est nettement amélioré. Elle a eu la visite « illégale » de son grand-père, accompagné de son père. Rassurée par les bonnes nouvelles qu'elle a reçues, et débarrassée des suites de l'anesthésie, la mère s'est informée directement par téléphone.

Après dix jours d'hospitalisation, Sandrine est transférée dans un autre hôpital à proximité du domicile de ses parents.

Aujourd'hui, elle a cinq ans et va à l'école comme tous les enfants de son âge.

Des identifications différentes :
le point de vue de la psychologue

Deux soignants sont là, penchés au-dessus d'un tout petit bébé. Leurs gestes sont d'une extrême précision, aucun n'est inutile ou parasite. Leurs doigts, surtout ceux de l'homme, paraissent gigantesques, lorsqu'on les regarde sur un tout petit bras rose qui sort du drap vert. Leurs paroles sont comme leurs gestes, précises, parfois incisives. La tension se maintient quelquefois plusieurs heures.

J'ai vraiment l'impression d'un combat, mais contre quoi exactement ?

Les machines occupent une grande part de l'espace, leur réglage une grande partie du temps. Les gestes se jouent autant sur le corps de l'enfant qu'à distance, sur les machines. C'est le médecin qui commande, l'infirmière répond ou devance. La solidité de leur couple me frappe : vieux couple qui se comprend sans paroles ; conjoints qui s'exaspèrent des vieilles manies de l'autre mais qui sont les seuls à se comprendre profondément...

Le médecin et l'infirmière sont tous deux là, à cet instant précis, pour tenter de sauver un enfant. Sur les épaules du médecin, la responsabilité est immense. Il concentre la totalité de son énergie dans la mission qui est la sienne : sauver ce bébé-là, et il lui faut éloigner toute autre pensée parasite. Lorsqu'un acte plus technique est délicat à effectuer, comme la pose d'un cathéter, il focalise encore plus précisément son attention : il ne doit plus penser au bébé caché sous le « champ » stérile, mais au bras ou plutôt à la veine. C'est une nécessaire peau de chagrin : on passe du bébé inscrit dans sa lignée généalogique familiale au bébé de deux parents, puis au bébé du pédiatre, puis au bras à « techniquer » et, enfin, à la veine à perfuser. Sans ce rétrécissement d'optique, il n'y a pas d'acte invasif possible et, sans acte invasif, il n'y a aucune chance de survie pour l'enfant.

L'homme a choisi ce métier de réanimateur pédiatrique. Il vient, lui aussi, d'avoir une petite fille. Il agit avec ce qu'il sait, avec ce qu'il sent, mais, d'une certaine manière, il doit faire le vide sur tout ce qu'il y a autour. Parce qu'il est pressé par le temps et que la seule chose qui compte pour l'instant, c'est la survie de ce bébé-là, exactement et immédiatement présent, dans un sentiment d'actualité totale, sans aucune autre notion de plus tard et d'ailleurs.

L'infirmière, elle, fait confiance, et sans doute aveuglément confiance, au médecin. Elle sait très profondément, parce qu'ils travaillent ensemble depuis des années que, quoi qu'il arrive, tout aura été tenté pour l'enfant. Elle croit en lui probablement plus que lui-même à ce moment précis. Elle apprécie son habileté, sa maîtrise, son absence de manifestation d'angoisse.

Elle regarde ce bébé, c'est une petite fille. Que fait-elle à cette enfant trop tôt arrachée à l'utérus maternel ? Elle pense peut-être à la mère de Sandrine qui commence à se réveiller après son anesthésie, avec ses pansements sur son visage et cette grande ouverture qui a été faite sur son ventre. Et à son mari qui, m'a-t-elle dit, n'était pas très content hier de la voir rentrer du travail fatiguée et avec des contractions : il lui a reproché de ne pas avoir demandé de congé pour une grossesse pathologique, congé qu'on lui aurait certainement accordé.

Quant au père de cette petite Sandrine, qui est seul aux côtés de sa femme endormie, il va falloir lui dire, annoncer. Mais comment dire la réanimation, comment annoncer le doute sur l'avenir ? Et s'il fallait annoncer la mort de Sandrine ? Non, il faut pouvoir lui donner des nouvelles de sa fille vivante. De quoi le médecin a-t-il peur, qui parle au grand-père médecin, mais ne se préoccupe pas des parents perdus ?

Un être humain dont ils sont responsables, une grande tension, des identifications différentes, une responsabilité inégale : le médecin et l'infirmière, qui sont aussi un père et une mère, se trouvent soumis à des contraintes émotionnelles et à des mouvements projectifs d'une grande puissance, d'une grande violence. L'un s'identifie sans doute plus à l'enfant ; l'autre peut-être plus à sa mère. Ces différentes identifications, condensées en un temps et en un espace restreints, dans un climat d'urgence vitale, génèrent des conflits mais aussi la recherche d'un partage émotionnel.

Il n'est pas rare que la tension s'exprime par des paroles plus ou moins aigres, plus ou moins coupantes. Le silence, lui aussi, peut se charger de violence. Il n'est pas possible, en effet, de tricher avec ses émotions, même s'il faut les maîtriser. C'est la raison pour laquelle ces situations représentent un condensé existentiel d'une intense qualité humaine. Parce que nous sommes ici dans un service de réanimation néonatale, il est sans doute impossible de faire autrement. Mais c'est aussi au prix de telles tensions qu'une efficacité professionnelle et technique existe réellement, et qu'un bébé sera peut-être rendu à ses parents, un jour, en bonne santé.

CHAPITRE 2

Carole : la mort à quelques jours de vie

Mais qu'est-ce qu'on a fait pour mériter un tel malheur ?

Qu'est-ce qu'on a fait pour que tu nous quittes si vite ? Tu n'étais donc pas bien avec nous, nous qui étions déjà si bien avec toi, toi qui étais tout pour nous ?

Je ne comprends pas et d'ailleurs, cela ne sert à rien de comprendre, on ne peut plus rien changer maintenant. C'est trop tard. Je n'en peux plus de hurler que tout ça n'est pas vrai, que ce n'est qu'un mauvais rêve et que tu vas te réveiller dans ton berceau, à côté de moi, comme avant.

Mais ton berceau est vide et je ne sais plus où te chercher. Ce petit cercueil en chêne clair dans lequel ils t'ont enfermée, je le vois partout, lui.

Ton petit berceau est vide.

Tout cela est allé tellement vite.

Je t'ai attendue avec tellement de joie, ton papa aussi était si fier de voir mon ventre grossir. Tout allait bien, je continuais de travailler, je travaillais en te parlant, je riais avec ton papa. Nous dévalisions les magasins pour bébés afin de te faire une jolie chambre. Rien ne manquait.

Le gynécologue était serein : « Vos échographies, c'est

comme dans les livres, plus normal, ça n'existe pas ! » Il me montrait, et je croyais voir ton sexe de petite fille. Ton papa se voyait déjà tirer sur tes nattes blondes.

Au beau milieu de la nuit, je suis réveillée par des contractions. Nous partons à l'hôpital, un peu anxieux tout de même, mais tellement contents de faire ta connaissance.

Après, tout va très vite : la salle de travail que je connaissais déjà pour l'avoir visitée avant, la sage-femme qui m'avait suivie (par chance, elle était de garde cette nuit-là), la péridurale parce que je l'avais souhaitée, l'enregistrement continu de tes battements cardiaques, tout se passe comme je m'y attendais.

Tout va bien.

Au bout de trois heures, tu es née : tu es toute chiffonnée mais tu cries. Tu te débats comme un beau diable. On te met sur mon ventre, tu es encore attachée par le cordon ombilical. Tu sembles te détendre, alors. Ce que cela doit être dur de se retrouver à l'air libre, avec ce froid, ce bruit, cette lumière autour de toi.

J'ai envie de te protéger. Je mets ma main sur ta tête, tu es un peu gluante, mais tu es « mon bébé » tant attendu, je t'appelle doucement par ton prénom.

Au bout d'un certain temps qui me semble trop court, on coupe le cordon et on t'emmène enveloppée dans une serviette pour ta première toilette et pour « l'anthropométrie » : 3 160 grammes, 51 cm... « Vous avez fait un beau bébé », me dit le médecin qui arrive quand tout est fini. « Merci, docteur. »

Tandis que je me repose et qu'on te fait belle, je savoure ces moments de bonheur parfait. J'ai fait un beau bébé. Je ne me sens pas peu fière !

Et puis, arrive la question classique : « Voulez-vous l'allaiter ? » Cette question-là, je l'avais prévue, je connaissais ma réponse : « Oui, si je le peux. » « Vous avez tout à fait raison, c'est beaucoup mieux ainsi. »

Et nous voilà remontées toutes les deux dans ma chambre, dans notre chambre. Ton papa est tellement ému qu'il ne peut rien nous dire, mais ses yeux sourient : il est tellement fier, lui aussi.

Les heures passent vite. Je te parle beaucoup, tu sembles prendre plaisir à téter et moi, cela me fait plaisir de te voir ainsi si proche de moi, ta bouche collée contre mon sein, comme si à nouveau nous ne faisions plus qu'une.

J'apprends à te changer, à te laver. C'est très différent quand il faut le faire soi-même. J'ai toujours peur de faire mal, de te faire mal. Mais je m'y prends très bien, me répètent les puéricultrices.

Au bout de trois jours, comme tout est normal, on me permet de rentrer chez nous. C'est la méthode américaine. C'est classique. Je suis un peu anxieuse de me retrouver seule à la maison avec toi, mais on m'a dit que je pouvais téléphoner si je le souhaitais pour poser n'importe quelle question.

Ta chambre a l'air de te plaire. Tu ne pleures pas beaucoup, tu t'endors facilement après les tétées. Tes grand-mères se penchent sur ton berceau, ravies et fières elles aussi : tu penses, tu es la première petite-fille de la famille ! Le jeu des ressemblances va son train : c'est son père tout craché, elle a le même menton et les mêmes yeux que sa mère... C'est toujours ainsi dans les familles !

Ma vie avec toi s'organise plus facilement que je ne l'avais imaginé avant ta naissance. Cela fait trois jours que tu es à la maison et j'ai l'impression que tu as toujours été là, c'est merveilleux.

Et puis voilà, tout a basculé, tout s'est effondré.

La quatrième nuit, tu as tout juste sept jours, tu te réveilles en pleurant. Je te propose de téter, mais tu ne veux pas. Tu te rendors et, peu après, tu te réveilles à nouveau et tu refuses de boire. Et ainsi, plusieurs fois de suite.

Je n'arrive pas à me rendormir. Ton papa, non plus.

Nous sommes bizarrement inquiets. Nous n'allons tout de même pas appeler le médecin parce que tu n'as pas faim et que tu pleures. Je me dis que tu as peut-être tout simplement mal au ventre, que tu as mal digéré. À sept heures, tu as l'air fatiguée, sans doute par cette nuit blanche. Je suis de plus en plus inquiète, malgré les bonnes raisons que je m'invente.

Et puis d'un seul coup, je n'y tiens plus.

J'ai besoin de voir quelqu'un. À cette heure matinale, ton pédiatre n'est pas joignable. Alors, j'appelle « S.O.S. Médecin », à tout hasard. Il est jeune, mais il a l'air gentil. Il te trouve pâlotte, te retourne dans tous les sens, t'examine sur toutes les coutures, mais ne te trouve rien de spécial. Il te propose un petit biberon d'eau sucrée. Tu bois un peu. Il essaie de me rassurer, ne sachant trop quoi penser de toi. Il me dit simplement que si cela ne va pas mieux bientôt, il vaudra mieux aller voir un pédiatre.

Tu as l'air endormie, presque trop calme et tu me sembles de plus en plus blanche. J'ai beau titiller tes lèvres avec la tétine du biberon d'eau sucrée, tu ne réagis pas. Tu ne détournes même pas la tête.

Une heure et demie s'est passée depuis le départ du médecin. Je te trouve de plus en plus bizarre. Je ne te quitte pas une seconde en attendant que tu te réveilles, que tu pleures au moins comme cette nuit. Mais non, rien. Je suis de plus en plus inquiète. Je ne comprends pas ce qui se passe.

Un sixième sens me dit qu'il faut faire quelque chose.

J'appelle ton pédiatre qui est enfin là. Je lui décris comment tu es. Il me dit qu'il ne peut vraiment pas venir mais que moi je vienne tout de suite. Je saute dans un taxi, tu es tout emmitouflée dans une couverture, il fait tellement froid dehors. Tu dors toujours, tu ne cherches pas le creux de mon cou comme tu avais déjà pris l'habitude de le faire. Tu te laisses balader, inconsciente de ce qui se passe.

Et puis après, tout s'enchaîne à une vitesse atroce. Quelques secondes d'attente dans le salon du pédiatre, l'entrée dans son cabinet, il te sort de la couverture et je le vois tout de suite, il est inquiet. Il est vrai que tu es aussi blanche que le drap qui recouvre sa table d'examen. Et puis, tu es froide. J'ai peur. Je crois m'évanouir quand il dit : « Votre bébé ne va vraiment pas très bien, il faut que j'appelle le SAMU tout de suite, il faut qu'il soit admis très vite dans un service de réanimation. »

Les mots se brouillent dans ma tête, je n'arrive même pas à lui poser de questions. Si cela continue, il va falloir me réanimer, moi aussi. Qu'est-ce qu'il peut bien t'arriver ? Tu allais tellement bien hier. Nous jouions ensemble avec cette grosse peluche rose qui semblait être ta préférée. Et puis, en quelques heures, tout a chaviré.

Mais le SAMU arrive très vite, toutes sirènes hurlantes et on t'arrache à moi. Je n'ai même pas le temps d'écouter les paroles du pédiatre que nous sommes déjà dans l'ambulance. Ils sont trois penchés au-dessus de toi. Je ne peux plus te voir. Je vois des tubes qui s'agitent dans tous les sens. Je ne comprends rien, je n'entends pas ce qu'ils se marmonnent entre eux.

L'ambulance va à toute vitesse dans les rues avec son klaxon infernal. J'ai perdu la notion du temps.

Nous arrivons à l'hôpital. Ils te sortent avec des fils partout. Comment ont-ils bien pu en brancher autant sur un aussi petit corps ? Visiblement, on t'attend. De nouvelles blouses blanches s'ajoutent aux premières. On monte dans un grand ascenseur, façon monte-charge, et tout de suite, tu disparais. On me demande d'attendre dans une petite pièce et on me dit que quelqu'un va venir s'occuper de moi.

Mais je n'ai besoin de personne.

Je n'ai besoin que de toi.

Il est environ treize heures et je ne te reverrai plus jamais.

Une psychologue est venue. Elle ne savait rien de moi, rien de toi. Elle parle. Je ne sais pas de quoi, de choses et d'autres. J'ai les oreilles tendues vers le monde extérieur, étranger à moi, où tu es. Je crois me souvenir que, selon les moments, elle dit que cela va aller et qu'à d'autres moments, elle dit que c'est peut-être grave. D'ailleurs, un médecin est venu m'annoncer, en coup de vent, que tu avais fait un arrêt cardiaque mais qu'on tentait un massage cardiaque. Tous ces mots flottent autour de moi avec horreur.

Ton papa nous a rejointes dans cette petite pièce que je déteste déjà. Le temps passe trop vite ou trop lentement, je ne sais plus.

À dix-sept heures, ton cœur n'a vraiment pas voulu se remettre à battre et tu as cessé de vivre pour de vrai. Ton papa et moi avons, d'une autre manière que toi, cessé aussi de vivre. J'ai bien peur de ne plus jamais sourire.

Ils ont dit que tu avais une « hypoplasie du ventricule gauche », que c'était une maladie très grave et que même si l'on s'en était rendu compte au moment de ta naissance, on n'aurait sans doute rien pu faire.

Pourtant, tu as vécu six jours heureux et nous aussi.

Pourquoi fallait-il que cela nous arrive à nous ? C'est trop injuste. Je n'y comprends rien. Mais je n'arrête pas de pleurer.

La psychologue a peut-être proposé de me revoir. Elle avait l'air tellement triste quand tu es morte. La pauvre, elle ne s'y attendait pas non plus. Elle est restée tout le temps avec nous. Mais qu'est-ce qu'elle pourrait me dire maintenant ? Comment pourrait-elle me parler de toi puisqu'elle ne t'a pas connue ?

Que s'est-il passé exactement ?
Les explications du pédiatre

Carole est l'enfant unique de parents jeunes et sans antécédents particuliers. Elle est née à la suite d'une grossesse désirée et régulièrement suivie. Pendant la grossesse, la mère a eu cinq échographies obstétricales qui étaient toutes normales. Il n'existait aucun argument en faveur d'une malformation.

Carole est née à terme, par les voies naturelles et à la suite d'un accouchement normal. L'adaptation cardio-respiratoire néonatale est tout à fait normale. Au cours des deux premiers jours de vie, elle se porte bien et fait plaisir à ses parents ainsi qu'au personnel de la maternité. Au troisième jour, elle quitte la maternité avec un examen clinique normal ainsi qu'avec son ordonnance de lait et quelques vitamines.

Au cours des six premiers jours de vie, son existence est rythmée par les biberons, le sommeil et les câlins. Au septième jour, cette vie paisible et agréable bascule brutalement, car Carole refuse de boire et se fatigue rapidement lors des tétées. Ses parents trouvent certainement des arguments pour lui éviter, à ce moment-là, une consultation médicale.

Au huitième jour, elle est beaucoup plus fatiguée, somnolente et refuse encore plus nettement de boire. Elle est vue par un médecin de garde qui note une pâleur importante, une hypothermie et une grande fatigue. Il ne retrouve aucune cause organique évidente à cette symptomatologie. En raison du refus d'alimentation depuis vingt-quatre heures, le médecin suspecte une hypoglycémie et conseille alors à la mère de lui donner un biberon d'eau sucrée, biberon qui ne sera d'ailleurs pas bu.

Deux heures plus tard, l'état général de Carole s'altère nettement, avec installation de troubles de la conscience, aggravation de l'hypothermie et de l'asthénie. Les parents décident de prendre l'avis du pédiatre traitant qui trouve l'état du bébé très inquiétant : il décide d'emblée son transfert dans le service de réanimation néonatale.

L'équipe du SAMU sera à son chevet quelques minutes après son appel. Devant la gravité du tableau clinique, les médecins du SAMU décident de recourir à une ventilation mécanique (c'est-à-dire à une assistance respiratoire artificielle) avant même le transport. Carole reçoit également un remplissage vasculaire et des antibiotiques par voie intraveineuse. Malgré cette prise en charge très sérieuse, le bébé arrive en réanimation dans un état fort préoccupant.

D'emblée, la situation semble extrêmement grave et l'angoisse est sensible sur les visages des soignants. Le diagnostic s'oriente vers une défaillance cardiaque liée à une cardiopathie congénitale, une infection sévère ou une maladie métabolique décompensée. L'échocardiographie pratiquée en urgence permet de trancher dans le sens d'une hypoplasie congénitale du ventricule gauche, défaut de développement qui survient au cours de la formation de l'embryon. Or le ventricule gauche est le ventricule principal du cœur après la naissance : il est indispensable à la circulation sanguine.

Deux heures après son admission en réanimation, Carole fait un premier arrêt cardiaque qui justifie des mesures intensives associant des massages cardiaques externes, une ventilation artificielle et l'administration de substances médicamenteuses susceptibles de faire repartir le rythme cardiaque. Cette fois, la réanimation est efficace et le rythme cardiaque réapparaît.

Deux heures après, Carole fait un second malaise grave pour lequel une nouvelle course contre la montre, et même contre les minutes, est engagée, mobilisant une série de gestes d'abord ordonnés, puis presque réflexes dès que l'arrêt cardiaque s'est un peu prolongé. Ces soins quasi automatiques sont plusieurs fois entrecoupés par l'ordre d'arrêter quelques secondes pour apprécier la reprise ou non d'une activité cardiaque spontanée.

Finalement, le cœur de l'enfant « décide » de s'arrêter définitivement. À l'autopsie, on confirme le diagnostic d'hypoplasie du ventricule gauche.

Cette cardiopathie congénitale, assez fréquente, se

manifeste par une absence ou une insuffisance du développement de la plus grande partie du cœur gauche. Elle est actuellement mortelle dans tous les cas. Cependant, avant d'abandonner la réanimation, il faut toujours s'assurer de la certitude du diagnostic, car d'autres cardiopathies congénitales peuvent faire penser à une hypoplasie du ventricule gauche mais avoir un pronostic nettement plus favorable.

Le plus souvent, le diagnostic d'hypoplasie du ventricule gauche est suspecté en anténatal par les obstétriciens, puis confirmé par les cardiopédiatres. Dès qu'il est certain, il est légitime, compte tenu du mauvais pronostic de cette pathologie et de son aspect incurable, de discuter avec les parents de l'ultime recours que constitue l'interruption médicale de grossesse.

Une atmosphère de grande urgence : le témoignage de la psychologue

Lorsque j'arrive dans le service, j'aperçois deux parents qui attendent à la porte, se serrant l'un contre l'autre. Ils sont jeunes, amoureux et paraissent calmes, quoique tendus. J'apprends de leur bouche que la maman vient d'arriver avec le SAMU car leur petite fille, âgée de huit jours, a fait un malaise. Elle ne va pas bien depuis quelques heures. Elle vient d'être prise en charge par l'équipe de réanimation.

On leur a demandé d'attendre à l'extérieur. Je décide d'attendre avec eux, sachant qu'une prise en charge et une installation en réanimation sont relativement longues : il faut souvent compter plus d'une heure et les parents sont peu préparés à cette attente.

Ils ont été reçus dès leur arrivée par un médecin qui a recueilli leurs informations pendant qu'un de ses collègues recevait l'équipe du SAMU. Ils ont donc déjà raconté ce qui s'était passé, et ils m'en font un rapide résumé. Le médecin du service leur a rapidement expliqué la nécessité de l'aide à la respiration grâce au ventilateur artificiel, mais aucun élément diagnostique, et *a fortiori* pronostique, n'a pu encore être évoqué. Pour l'instant, on leur a demandé d'attendre à l'extérieur avant d'entrer voir leur petite fille.

Sachant que l'attente risque d'être longue, je propose aux parents de les recevoir à l'office qui est en fait la cuisine-salle à manger de l'équipe à midi. C'est le seul lieu où je peux recevoir de manière décente les familles. Il est quinze heures et cette salle sera disponible toute la soirée, si c'est nécessaire.

Pendant que nous commençons à discuter, je fais un thé et un café que nous prenons ensemble. Les parents me font part à la fois de leur inquiétude et de leur soulagement. La rapidité de l'intervention médicale, l'efficacité de la prise en charge du SAMU, le calme du médecin qui les a reçus les sécurisent. Ils ont la certitude d'avoir agi au plus vite et se sentent en confiance dans cet hôpital qui a une bonne réputation.

Carole est un bébé superbe, premier-né de ce jeune couple. La grossesse et l'accouchement se sont très bien passés et le retour à la maison, il y a cinq jours, a été une véritable fête. Le malaise de Carole survient comme un coup de tonnerre dans un ciel serein et les parents espèrent que des informations médicales viendront leur expliquer la situation, qu'un traitement sera rapidement mis en place.

Nous parlons de choses et d'autres, de leur métier respectif. La mère est vendeuse dans une boutique de mode de quartier, elle aime beaucoup son travail et en parle avec chaleur, elle sera heureuse de le reprendre après son congé de maternité. Le père est ingénieur, il se sent un peu déconnecté depuis la naissance de Carole, mais il aime aussi beaucoup son métier.

Nous parlons également un peu des familles de chacun, des relations qu'ils entretiennent avec leurs parents, leurs frères et sœurs et leurs amis. Nous parlons aussi du service, de sa qualité technique et humaine et je leur fais part de ma très grande confiance personnelle en chacun de ses membres.

Deux heures ont passé. Je trouve que la prise en charge initiale est longue, elle ne doit pas être simple. Je décide d'aller aux renseignements et je demande à une infirmière de me dire où en sont les choses. Tendue, elle m'explique rapidement que Carole semble très mal et que tout le monde est auprès d'elle. Je sens que l'atmosphère est celle de la grande urgence. Prévoyant un temps d'accompagnement plus long que d'ordinaire, j'appelle chez moi pour que l'on ne m'attende pas ce soir.

Je retourne auprès des parents et je leur annonce que la prise en charge de Carole n'est pas finie et que les médecins sont toujours avec elle. Je suis sans doute plus tendue, plus inquiète, et les parents le ressentent probablement.

Puis, un médecin du service, celui qui les a reçus à leur arrivée, les appelle dans le sas du service pour les informer sur l'état clinique de Carole. Elle est très malade et l'équipe est inquiète. Les parents le deviennent aussi, bien sûr. Nous continuons toutefois à parler dans une atmosphère qui, pour être lourde, n'en est pas moins calme et toujours confiante.

Il doit être aux environs de dix-huit heures lorsque je décide de retourner aux nouvelles. Mon inquiétude est de plus en plus intense. Cette fois, je passe par le couloir extérieur afin d'avoir une vision directe de l'enfant et de sa prise en charge. Ce que je vois me bouleverse totalement. Autour d'un petit corps tout gris, trois médecins et trois infirmières sont penchés, font des gestes techniques, dans une sorte de ballet insupportable. J'aperçois un corps que l'on tente de réanimer, de faire respirer. Masque de ventilation, massage externe, perfusions...

Sont-ils plus forts que la mort ? Ne sentent-ils pas qu'elle est déjà là ? Je ne comprends pas et je comprends en même temps. J'ai envie de leur dire d'arrêter tout cela, de laisser cette enfant tranquille. Je suis pétrifiée de voir qu'à mon sens, elle est déjà morte et que l'équipe continue pourtant à agir comme si elle était encore vivante. J'ai envie de pleurer et de partir. La charge émotionnelle est d'autant plus forte que je ne m'attendais pas du tout à assister à une scène aussi dramatique. Mais je dois retourner auprès des parents.

Ce n'est pas à moi d'annoncer quoi que ce soit, mais il est sans doute impossible de masquer l'angoisse qui m'étreint. Je leur dis que Carole ne va pas bien et qu'un médecin va bientôt venir. Je sais qu'il s'agit de mort et eux, pas encore. Ce décalage m'épouvante.

J'ignore si les médecins m'ont vue, si mon visage horrifié les a fait arrêter leur lutte acharnée contre une mort déjà là mais, dans les minutes qui suivent, le médecin qui connaît déjà les parents demande à les voir et les accueille à l'entrée de la réanimation. C'est un homme très doux, très humain et je sais qu'il leur fera part avec le plus de délicatesse possible de ce qui est indicible, irrecevable : la mort de leur petit bébé, en bonne santé il y a encore quelques heures.

Leur douleur est intense, ils retournent à l'office. Je les laisse seuls. Ils s'enlacent et sanglotent. Ils décideront plus tard de rentrer chez eux, sans revoir tout de suite Carole dont ils veulent garder l'image vivante pour l'instant. Nous nous disons au revoir, adieu. Ils s'éloignent dans le couloir, en se tenant la main.

Je pars tout de suite après eux. C'est un soir de décembre, très froid. La neige tombe, c'est jour de grève et, sur mon vélo, je peux enfin pleurer. La neige est salée.

« Quand Élisée arriva à la maison, voici que le garçon était mort, couché sur son lit. Il entra, ferma la porte sur eux deux et pria Yahvé. Il monta [sur le lit], se coucha sur l'enfant, mit sa bouche sur sa bouche, ses yeux sur ses yeux, ses paumes sur ses paumes ; il se courba sur lui et la chair de l'enfant se réchauffa. Il se remit à marcher de long en large dans la maison, il remonta et se courba encore sur lui, jusqu'à sept fois ; le garçon éternua et ouvrit les yeux. Élisée appela Guéhazi et dit : "Appelle notre Chounammite." Il l'appela, elle vint à lui et il dit : "Emporte ton fils." Elle entra, tomba à ses pieds, se prosterna à terre, emporta son fils et sortit » (2 *Rois* 4, 32).

Pour Carole, le miracle n'a pas eu lieu.

Je crois que nombre de réanimateurs pédiatriques sont saisis par ce que j'appellerais volontiers « le complexe d'Élisée ». Ce désir de sauver un enfant qui est peut-être la base commune de leur vocation, et ce qui leur permet de passer des heures au lit d'un bébé, de tenter, parfois en dépit de toute raison, de redonner le souffle. Souffle de vie donné par Yahvé d'abord, par eux, ensuite. Même s'il faut s'y reprendre à sept fois, même s'il faut injecter trois fois la dose d'adrénaline prescrite, même s'il faut y passer la nuit.

Le temps n'existe plus, il est suspendu puisque tout peut arriver : encore une défibrillation cardiaque, encore trente secondes de massage, c'est peut-être maintenant que le souffle va revenir. Encore un essai, un dernier, un encore... Le temps ne s'écoule plus, il s'arrête dans ces gestes effectués avec une extrême perfection, il reprendra si le cœur repart, si le souffle revient ou si quelqu'un, de l'extérieur, s'écrie qu'il faut savoir s'arrêter, que tout est fini.

Parce que la douleur de la mort d'un enfant est trop grande, parce que le récit qui peut en être fait est par trop dérisoire, j'ai besoin de réfléchir à ce qui se passe pour les soignants avant de parler de ce qui se passe pour les parents. Je ne peux m'imaginer qu'en tant que soignante dans cette situation, la mort de mes enfants m'est irreprésentable.

Selon Freud, « le motif de sauver a sa signification et son histoire propres, il est rejeton autonome du complexe maternel, ou plus exactement, du complexe parental... La mère a donné la vie à l'enfant et il n'est pas facile de remplacer ce cadeau unique en son genre par quelque chose d'équivalent » (*Contributions à la psychologie de la vie amoureuse*, 1910). La mort de l'enfant, c'est l'impossibilité de rendre aux parents un cadeau équivalent à celui que les réanimateurs eux-mêmes ont reçu en naissant. La mère a réussi à les sauver du danger de mort à la naissance ; eux ont choisi de passer leur vie à donner ou redonner en échange une autre vie, « celle d'un enfant qui a la plus grande ressemblance avec votre propre soi » *(ibidem)*.

Avec la mort d'un enfant en réanimation, c'est la mort d'un enfant qui ressemble au réanimateur-bébé qui surgit. C'est en partie l'échec du don en retour à la vie. Il me semble que le fantasme du réanimateur pédiatrique, c'est celui de la remise dans les bras de la mère d'un enfant vivant, lui qui l'a reçu mort quelques instants auparavant.

Face à l'angoisse et au chagrin

Le témoignage de la mère de Carole aide à mieux comprendre le vécu des parents face à la mort brutale de leur bébé et la difficulté, voire l'impossibilité, qu'il y a, au moins dans un premier temps, de mettre en place des mécanismes de défense réellement efficaces face à l'angoisse et au chagrin.

LE TRAUMATISME

Sans qu'il soit besoin de faire appel à des notions complexes, il est facile de comprendre qu'un tel événement représente un exemple de traumatisme extrême. La mort de Carole survient une semaine après l'accouchement. « Cela fait trois jours, dit la maman, que tu es à la maison et j'ai l'impression que tu as toujours été là. C'est merveilleux. Et puis voilà, tout a basculé, tout s'est effondré. » C'est la rupture soudaine de tout un monde qui est évoquée à travers ces quelques mots.

Il ne s'agit pas de la « chronique d'une mort annoncée » comme cela pourrait être le cas, par exemple, à la suite d'une longue maladie ou d'une intervention chirurgicale risquée. Ici, tout va très vite. Les parents sont pris au dépourvu, dans un état d'impréparation absolue à l'égard de la mort de leur enfant, même s'il est vrai qu'on ne peut jamais être prêt, bien entendu, à affronter une telle catastrophe. Les sentiments sont portés à leur maximum d'intensité par la soudaineté et la brutalité des faits. Et ce d'autant plus que l'accouchement fait suite à une période, la grossesse, qui s'était heureusement déroulée (« Je t'ai attendue avec tellement de joie », se souvient la mère de Carole, « Ton papa aussi était fier de voir mon ventre grossir. Tout allait bien... »). Les deux parents pensaient à l'avenir (« Je croyais voir ton sexe de petite fille. Ton papa se voyait déjà tirer sur tes nattes blondes »). Il y a là tout le monde de ce que nous appelons les « anticipations créatives » et sans lesquelles un bébé ne peut pas grandir.

Autrement dit, le bébé que les parents ont dans la tête et qu'on désigne sous le terme d'enfant imaginaire ou d'enfant imaginé (voir p. 76 et suivantes) est un enfant porteur de tous les désirs, de toutes les espérances et de toutes les attentes plus ou moins préconscientes de ses parents. De ce fait, il se trouve en quelque sorte « en avance » par rapport au bébé réel, de chair et d'os, au bébé qu'on pourrait dire anatomique. Et c'est ce petit décalage (qui ne doit d'ailleurs pas être trop grand pour ne pas être à la source d'éventuelles déceptions) qui tire l'enfant en avant dans son développement psychoaffectif, car aucun enfant ne peut croître et maturer sans être l'objet d'un désir de la part d'autrui. Telle est l'une des illustrations possibles de la phrase de D.W. Winnicott qui, reprenant une idée déjà énoncée par Freud, dit : « Un nourrisson tout seul, ça n'existe pas ! »

Quoi qu'il en soit, de retour à leur domicile, les parents de Carole vivent trois jours de bonheur intense, entièrement tournés vers un avenir qui ne peut être que radieux. La mort de Carole va les frapper de plein fouet alors même que la mortalité de leur enfant, comme peut-être celle de tout être humain, est totalement exclue du champ de leurs représentations mentales.

Le choc est immense, atroce, et l'on assiste d'emblée à la mise en action de deux mécanismes de défense classiques dans ce type de circonstances : la sidération (« Je ne comprends pas et d'ailleurs ça ne sert à rien de comprendre ») et l'auto-culpabilisation (« Mais qu'est-ce qu'on a fait pour mériter un tel malheur ? Qu'est-ce qu'on a fait pour que tu nous quittes si vite ? »). Ces deux mécanismes visent à les protéger de la souffrance, l'un sur le plan intellectuel, l'autre sur le plan émotionnel.

Ne pas comprendre, être sidéré, c'est retarder ou plutôt essayer pathétiquement de retarder l'acceptation, la prise en compte affective et consciente de quelque chose d'intolérable. Aussi intelligent soit-on, comment, en effet, accepter l'inacceptable ? Comment intégrer l'inintégrable ? Il y a des catastrophes dont on ne peut rien savoir ou plutôt dont on ne veut rien savoir...

Bien entendu, ce temps du déni (qui inaugure d'ailleurs la plupart des vécus de deuil) ne peut (hélas ?) durer très longtemps, et il est parfois très bref. Mais, même très bref, il fait un peu fonction de tampon, de masque provisoire. Pendant quelques secondes, quelques minutes, quelques heures, les personnes touchées par un traumatisme violent, ici les parents de Carole, vont pouvoir maintenir un curieux état psychique, intermédiaire : ils savent, sans savoir, mais tout en sachant déjà. Carole est morte, mais quand même ce n'est pas vrai, ce n'est pas possible ! Cette protection peut paraître dérisoire, mais c'est néanmoins une protection. Passagèrement, quelque chose se clive : une partie d'eux-mêmes sait déjà, tandis qu'une autre ne « veut » pas savoir.

Les équipes médicales doivent être informées de la possible survenue d'un tel processus, et apprendre à le respecter. Sinon, il y a des risques de malentendu grave. En effet, les soignants, qui ont en partie choisi leur métier pour vaincre la maladie et la mort, prennent beaucoup sur eux pour annoncer (à des parents) une issue tragique ou même un pronostic sombre (pour l'enfant). Mis en échec dans ce qui constitue l'un des fondements profonds de leur vocation, ils doivent, pour pouvoir dire ce qu'ils ont à dire, surmonter leurs propres angoisses et leurs propres émotions. Annoncer les choses vite, une fois pour toutes, les formuler dans un jargon plus ou moins incompréhensible constituent alors un recours fréquent, comme s'il fallait parler par devoir, mais aussi en faisant en sorte de ne pas être réellement compris.

Actuellement, grâce à l'important travail qui a été fait sur le plan psychologique dans et avec ces équipes, les soignants ont appris à mieux se dominer. Ils ont appris à dire les choses le plus clairement et le plus tranquillement possible mais, surtout, avec tact, c'est-à-dire avec la délicatesse relationnelle qui permet de toucher psychiquement autrui sans le blesser ou, plutôt, sans ajouter de nouvelles blessures à celle déjà directement liée au contenu de l'annonce. Mais cette attention est très coûteuse émotionnellement. Alors, si en face d'eux, et en dépit de toutes les précautions qu'ils ont pu prendre, elle rencontre des personnes ou des parents qui semblent ne pas comprendre, en raison du déni dont nous parlions plus haut, l'équipe risque de ne pas se sentir payée en retour de tous les efforts qu'elle a dû faire sur elle-même pour dire, pour tenter de bien dire. Se profile, du coup, la menace de sentiments hostiles, voire agressifs (« Ils ne comprennent rien, ils le font exprès ! »).

Il est donc crucial que les soignants aient pu réfléchir à ce temps de sidération intellectuelle si fréquent chez les parents à qui on apprend une nouvelle aussi terrible que celle de la mort de leur enfant, que cette mort ait déjà eu lieu ou qu'elle soit seulement à venir. Ce temps est à respecter. Il ne traduit pas une quelconque mauvaise volonté ; il s'agit d'une étape psychologique vitale avant de pouvoir ensuite entamer un véritable travail de deuil. Savoir attendre, savoir éventuellement redire, pareil ou autrement, savoir suivre le rythme de chacun : tout cela est essentiel, indispensable mais bien évidemment plus facile à recommander qu'à faire.

Quant à l'autre mécanisme de défense, l'auto-culpabilisation, il témoigne déjà d'une certaine acceptation de l'événement dramatique. Aussi douloureuse soit-elle, puisqu'il s'agit de reproches que l'on s'adresse à soi-même, l'auto-culpabilisation vise à atténuer la souffrance en donnant du sens à l'insensé. C'est un sens qui fait du mal, mais un sens tout de même. Le psychisme humain est ainsi fait que, face à l'incompréhensible, passivement subi, le premier réflexe est toujours de vouloir trouver une explication, fût-elle douloureuse, et celle qui fait de nous les responsables du drame nous redonne, au prix de la culpabilité, un rôle néanmoins actif. Dire « c'est ma faute » ou « c'est notre faute » revêt ainsi un double aspect : il enclenche la culpabilité mais confère aussi, dans le même temps, un rôle imaginairement actif dans ce qui, sinon, nous échapperait totalement. La souffrance est tout de même un peu moindre si l'on peut mettre du sens sur ce qui arrive, au lieu d'enregistrer simplement le fait du hasard, du destin, de la fatalité à laquelle on ne peut rien. Cette démarche témoigne, pour reprendre les termes de Philippe Gutton, de l'effort fait pour passer d'une « souffrance bête », in-sensée au sens propre du terme, c'est-à-dire sans signification possible, à une « souffrance (dite) significative », quitte à s'incriminer soi-même dans l'origine des événements qui nous frappent.

Ce mécanisme joue un peu sur le modèle de celui décrit par Freud à propos des enfants qui, devant la sexualité adulte qu'ils ne peuvent pas encore comprendre ou intégrer, se forgent des « théories sexuelles infantiles » non rationnelles, mais qui se fondent sur leur propre niveau de développement psychoaffectif et sexuel. On peut aussi faire un parallèle avec les enfants malades pour qui les explications médicales, génétiques ou biochimiques... n'ont guère de sens et qui vont, en fonction de l'étape dynamique affective dans laquelle ils se trouvent, s'inventer des « théories médicales infantiles » leur permettant de récupérer un rôle actif imaginaire dans ce qui leur arrive. En période œdipienne par exemple (entre deux et cinq ans environ), compte tenu de leurs émois pulsionnels culpabilisés, les enfants imagineront la maladie qui les touche comme une sanction à l'égard de leurs positions psychiques inconscientes (attirance à l'égard du parent de l'autre sexe, rivalité plus ou moins destructrice à l'égard du parent du même sexe). La maladie prendra alors subjectivement la valeur d'une punition.

En somme, tout se passe un peu comme s'il fallait, coûte que coûte, se redonner une certaine part active au sein de la situation douloureuse, la passivité étant vécue comme un accroissement de fait de la souffrance. Quand un enfant meurt, il est ainsi fréquent de constater que les parents s'accusent de négligence, se demandent ce qu'ils ont fait pour mériter un tel sort. La souffrance n'en est pas plus aiguë, mais, au moins, elle a un sens, et ce sans même évoquer l'investissement ambivalent dont l'enfant pouvait être l'objet. Il n'est pas inutile de rappeler que l'arrivée d'un enfant dérange toujours, peu ou prou, l'ordre préétabli et qu'il ne saurait y avoir à son endroit d'amour pur de toute hostilité même si celle-ci se révèle, en général, profondément masquée par des formations dites réactionnelles à base d'idéalisation et de sublimation narcissiques.

L'ATTENTE

C'est évidemment le moment où la tension est la plus forte, ce qu'un film comme *Ça n'arrive qu'aux autres* avait, en son temps, montré avec la plus grande intensité qui soit. Toutes les pensées se télescopent alors : l'angoisse, l'espoir, la crainte, l'horreur... Rien ne peut contenir la charge émotionnelle énorme de ces pensées : ni le psychisme des parents, ni le lieu souvent froid et impersonnel de l'hôpital, ni les tiers qui essaient seulement d'être là, d'être avec, telle la psychologue citée dans le témoignage de la mère de Carole.

Ces pensées sans contenant pour les accueillir et les transformer expliquent l'atmosphère de confusion psychique : ne plus savoir l'heure qu'il est, le jour, ne plus savoir même où l'on est, voir, entendre sans rien pouvoir enregistrer (« Tous les mots flottent autour de moi avec horreur », dit la maman de Carole). Il s'agit en quelque sorte d'un entre-deux spatial et temporel qui se situe déjà après le début du drame mais encore avant la catastrophe définitive. La tension monte comme dans le plus mauvais des films, le plus insoutenable des suspenses.

Quand la nouvelle tant redoutée arrive, la tension peut éventuellement retomber mais, pour les parents, c'est un peu comme si on les avait amputés d'une partie d'eux-mêmes, car l'enfant représente toujours pour eux un objet particulièrement investi de tout leur narcissisme et de tous leurs idéaux. Ce n'est pas seulement un deuil qui s'inaugure comme après la perte de quelqu'un ou de quelque chose. C'est un morceau d'eux-mêmes qui disparaît dans l'histoire, englouti pour l'éternité. « Ton papa et moi, note la maman de Carole, avons, d'une autre manière que toi, cessé aussi de vivre. »

La mère de Carole mentionne aussi la présence accompagnante de la psychologue qui ne peut certes rien dire ou faire d'objectivement décisif mais qui semble, sans conteste, extrêmement importante – comme témoin d'un peu d'humanité face à l'inhumain que constitue la mort d'un enfant mais aussi, et peut-être surtout, comme fonction transformatrice des pensées, des affects et des fantasmes des parents touchés au plus profond d'eux-mêmes.

En effet, ce n'est pas tant la communication verbale qui est alors la plus essentielle mais bien plutôt la communication infra-verbale, c'est-à-dire tout ce qui peut passer entre les mots, à côté des mots, dans ce registre de communication si central au début de la vie chez le bébé et qui persiste tout au long de l'existence, comme une doublure, comme l'ombre du dialogue langagier. Dans de telles circonstances traumatiques, il est important que quelqu'un puisse être là, à côté des parents, pour assurer cette fonction particulière et tout à fait vitale. C'est la psychologue qui semble avoir joué ici ce rôle fondamental et peut-être ingrat car, d'une part, extrêmement difficile, douloureux et psychiquement coûteux (être là alors qu'on aurait sans doute envie de fuir) et, d'autre part, souvent méconnu par les parents, en raison de la confusion dans laquelle ils se trouvent et, aussi, du déplacement sur ce personnage de toute leur rancœur, de toute leur haine à l'égard de ceux qui n'ont pas pu ou pas su sauver leur bébé : il vaut encore mieux en vouloir à quelqu'un qui n'y peut rien plutôt que de ne pouvoir en vouloir à personne et de risquer de s'en prendre à soi-même ou à la vie tout simplement, à la vie qui engendre aussi la mort...

En tout état de cause, ce personnage doit accueillir dans son propre psychisme les projections des parents, c'est-à-dire les contenus de leurs pensées les plus dramatiques, non verbalisables et à peine pensables, qu'il va recevoir, transformer et métaboliser en quelque sorte. C'est un peu comme s'il prêtait aux parents son propre appareil à penser, à penser les pensées impensables (W.R. Bion) pour les rendre un tant soit peu possibles. Ce faisant, il peut devenir pour les parents synonyme du lieu et du temps mêmes de la mort de leur enfant : nombre d'entre eux auront du mal à le revoir par la suite sans que cela ravive leur peine et leur douleur.

La psychologue aura été là avec toute sa capacité d'empathie c'est-à-dire, étymologiquement, avec sa capacité de partager les émotions, de souffrir avec (« La psychologue, se souvient la mère de Carole, a peut-être proposé de me revoir. Elle avait l'air tellement triste quand tu es morte. La pauvre, elle ne s'y attendait pas non plus. Elle est restée tout le temps avec nous »). L'essentiel ne passe pas toujours par les mots (« Mais qu'est-ce qu'elle pouvait me dire maintenant ? Sans doute rien, peut-être rien... »). Mais partager des émotions, c'est être ensemble, c'est être vivant et qui sait si, pour les parents, dans de tels instants, la prévalence retrouvée de la communication extra-verbale ne leur permet pas, en dépit de tout, de s'identifier au maximum avec leur bébé en souffrance, encore en vie pour quelques minutes et pour qui le langage ne vaut pas en tant que tel et n'existe que dans un avenir qui n'aura jamais lieu.

Un nécessaire accompagnement

Face aux parents qui vont avoir à vivre ces instants bouleversants et qui vont effectivement bouleverser tout le reste de leur vie, la psychologue occupe une place particulière et délicate : simple présence humaine, mais aussi fonction professionnelle spécifique qui se situe sur une ligne de crête extrêmement fine, puisqu'il s'agit de se laisser toucher par la souffrance d'autrui, d'accepter de la partager (par empathie et par identification à l'autre) tout en se décalant quelque peu vis-à-vis de soi-même afin de pouvoir utiliser son propre appareil psychique comme tiers aidant et comme médiateur.

PARLER DE CHOSES ET D'AUTRES

La notion d'« accompagnement » a été banalisée, voire galvaudée. Elle semble seulement renvoyer au fait d'être ensemble et de partager un certain étayage affectif face à l'adversité. Certes, ce n'est déjà pas rien : se profile ici une fonction de contenance, c'est-à-dire de réception et d'accueil des affects douloureux et des contenus psychiques négatifs d'une personne en souffrance. Toutefois, ce premier niveau d'intervention est présent dans n'importe quelle relation interhumaine de qualité. Ce qui fait l'aspect professionnel du soin c'est, au-delà de la « fonction de contenance », ce que l'on désigne depuis les travaux de W.R. Bion par le terme de « fonction de conteneur » : au premier niveau d'accueil et de réception, s'ajoute un second niveau de décodage et de transformation. C'est lui qui permet, par un mécanisme de re-projection (de projection en retour), de restituer à l'autre ses propres productions psychiques mais en quelque sorte traitées, filtrées, détoxifiées, prédigérées et, enfin, psychiquement utilisables par lui.

Ce travail suppose, de la part du professionnel impliqué, une série de compétences et de qualités qui peuvent lui être personnelles mais qui se trouvent également au cœur de sa formation professionnelle. Parmi ces compétences et ces qualités figurent une certaine sensibilité au vécu et au point de vue d'autrui, une juste distance qui autorise le tact évoqué plus haut, une disposition à l'empathie (plus ou moins créative et métaphorisante) et aussi, *last but not least*, une bonne intégration de sa propre bisexualité psychique. Cette dernière permet au soignant de s'identifier aux aspects masculins et paternels comme aux aspects féminins et maternels de son interlocuteur, lesquels sont toujours intimement mêlés mais en proportion variable selon le sexe effectif de chacun.

Dans ces conditions, « parler de choses et d'autres », pour reprendre l'expression utilisée par la psychologue face aux parents de Carole, prend une signification précise, entre la relation humaine ordinaire et le soin à proprement parler : la conversation, apparemment banale, joue comme outil de transformation psychique des vécus les plus délétères pour le sujet en souffrance.

SAVOIR AVANT

Comment se situer par rapport à autrui quand on se sent dépositaire d'une vérité le concernant et à laquelle lui-même n'a pas encore accès ? Ce décalage fragilise le travail psychique que nous venons de décrire dans la mesure où l'empathie suppose un partage équitable et authentique des affects. Or, en savoir plus que l'autre semble introduire une relation de pouvoir, aux antipodes du soin.

Toutefois, le psy travaille finalement avec lui-même, avec son propre psychisme. Il n'a pas d'outil d'investigation et de moyen thérapeutique autres que son propre fonctionnement psychique et c'est généralement avec ses parties les plus sensibles, mais aussi les plus vulnérables, les plus narcissiques, qu'il va pouvoir com-prendre, con-naître et aider ceux dont il a la charge. Dans l'histoire de Carole, l'épouvante de ce qu'il sait déjà lui permet probablement de mesurer et d'éprouver la terreur de ce que les parents pressentent et qu'ils ne savent pas encore. Il y a donc certes dissymétrie, mais sur fond d'inversion, ce qui ouvre tout de même à la mutualité.

Le plus souvent à chaud, le travail du psychologue en service de réanimation n'est pas de l'ordre de l'interprétation psychanalytique, qui serait manifestement déplacée ici. Il s'agit principalement d'un travail de témoignage (être là), de retour et de restitution aux parents de leurs propres productions psychiques sous une forme assimilable par eux et partant, d'une aide à la mentalisation et à la psychisation d'éprouvés initialement impensables et porteurs d'un énorme risque traumatique pour l'avenir. Ce qui est au fond proposé implicitement aux parents, c'est peut-être de s'identifier non pas aux pensées du psy mais au rapport que celui-ci entretient avec son propre psychisme (R. Diatkine). C'est donc plus un travail sur les contenants psychiques que sur les contenus proprement dits.

L'IMAGE DE L'ENFANT

C'est la question du travail de deuil qui se trouve ici posée. Rappelons seulement qu'on ne peut perdre que des objets (entendu au sens large du terme, c'est-à-dire des personnes, des choses, des situations ou des lieux psychiquement investis) qui ont pris place en tant que tels, à un moment ou à un autre, dans notre champ psychique. Autrement dit, il faut d'abord que l'objet se soit constitué et instauré avant de pouvoir être perdu, et dans ce processus de construction de l'objet psychique, la place du visuel est considérable, voire prépondérante.

Les parents de Carole semblent avoir voulu, comme nombre de parents, ne pas altérer le souvenir de Carole vivante par la vision de Carole morte. C'est bien évidemment un mouvement à respecter. Dans un grand nombre de cas cependant, dans les heures ou les jours qui suivent, les parents viendront « voir » leur enfant mort (rapproché qui va en fait bien au-delà du simple contact visuel) mais sans doute faut-il souvent, au préalable, que l'enclenchement du travail de deuil puisse s'effectuer sur fond de traces mnésiques, de souvenirs de vie.

Aucun jugement n'est à formuler sur ce point ; aucun conseil non plus. Les équipes ont appris à suivre la dynamique psychique de chaque individu, de chaque parent, de chaque famille et à ne pas imposer de schémas de fonctionnement tout faits qui, sur ce point, ne peuvent que se fonder sur des considérations fallacieuses ou des *a priori* unilatéraux. Proposer de voir l'enfant mort ne signifie en aucun cas l'imposer au nom de telle ou telle rationalisation théorique sur la dynamique du travail de deuil. L'acte de le proposer doit lui-même être fait en un temps et un lieu appropriés :

ce qui convient à chaque parent et qui leur est absolument spécifique ne peut être apprécié qu'au cas par cas par l'équipe soignante au travers de ses capacités de tact, d'empathie et d'identification.

CHAPITRE 3

Sébastien : le bébé imaginaire

Nous avions vécu sept mois de grand bonheur.

Nous étions bien, toi et moi, pendant tous ces jours, toujours ensemble. Tu participais à ma vie, je te parlais de mes joies, de mes angoisses. Beaucoup d'entre elles étaient liées à toi : comment allais-tu être, à qui ressemblerais-tu, comment serait cet après, cet après-ta-naissance ?

En attendant ce moment, la vie s'organisait autour de toi.

On changeait les vacances : bien sûr, je n'allais pas faire huit cents kilomètres en voiture avec toi, il fallait que je parte en avion avec toi, ton papa nous retrouverait là-bas, c'est le médecin qui l'avait conseillé. À la maison, on préparait ta chambre. Le papier aux grands éléphants bleus était enfin collé, ce papier qui m'avait fait courir tout Paris car il était épuisé et je ne parvenais pas à obtenir le nombre de rouleaux suffisant...

Je te voulais dans ce décor et pas dans un autre.

Puis les meubles étaient venus, les uns après les autres : le grand lit de ton papa-quand-il-était-petit qui avait été relaqué, la table à langer-baignoire, les animaux en peluche, quelques pyjamas et même une boîte de couches.

J'aimais créer ton univers petit à petit, t'imaginer dedans, modifier tel ou tel détail.

Mes amies trouvaient que je m'y prenais vraiment très à l'avance, la plupart n'avaient pas vraiment préparé avant l'accouchement la chambre de leur enfant, laissant à leur mari le soin d'acheter, pendant leurs quelques jours à l'hôpital, les laits de toilette, le « sent-bon », cette eau de toilette pour tout-petits, le talc qui rend les fesses douces, la crème qui les fait sentir l'huile de foie de morue (!), des tonnes de couches, l'eau pour les biberons et, bien sûr, le stérilisateur. Moi, je n'avais rien laissé à l'improviste, sauf le lait, ignorant la marque que le pédiatre choisirait pour toi.

Je te rêvais dans ton futur petit monde et, tandis que tu me donnais quelques coups de pieds dans le ventre, au cas où j'aurais oublié ton existence, je te parlais de ta vie prochaine, de cette vie à l'air libre (comme si mon utérus était un aquarium où tu manquais d'air) et de ces nombreuses années que nous allions passer ensemble.

La dernière échographie que j'avais faite avait montré que tu étais un peu petit pour ton âge et, devant mon regard subitement anxieux, l'échographiste avait expliqué que parfois il y avait des pauses dans le développement des bébés, que tu avais absolument tout ce qu'il faut et même de charmants pieds. À coup sûr ceux de ton père, avais-je pensé à ce moment précis où je tentais de chasser de ma tête une inquiétude certaine.

J'avais tenté de minimiser la chose en racontant cela à ton papa, mais, quelque part au fond de moi, l'inquiétude demeurait, confuse mais présente.

Quelques jours ont alors passé pendant lesquels ta grand-mère m'a emmenée dévaliser pour toi un célèbre magasin pour bébés-chics, ta chambre s'est remplie de grenouillères, cache-cœurs et autres vêtements au charme désuet. Tu ne mourrais toujours pas de froid et j'essayais de manger davantage pour que tu grossisses un petit peu plus vite.

Comme je ne savais pas ce qui était bon pour toi, à part le lait que j'ai toujours détesté, je me précipitais sur les tablettes de chocolat. En tout cas, le chocolat est un bon antidépresseur et je me disais que, si tu étais un peu petit, je ne risquais pas d'accoucher par césarienne, comme l'une de mes amies qui avait eu un bébé de plus de quatre kilos ! Et puis, il restait encore de longs jours pour que tu prennes du poids et tes coups de pieds, la nuit, étaient toujours bien violents, au point de me réveiller et que, à mon tour, je réveille ton papa pour qu'il pose sa main sur mon ventre afin de te calmer.

Mais, une nuit, je me suis réveillée avec de très fortes douleurs, et dans la tête et dans le ventre, qui ne ressemblaient en rien à ce que je connaissais. C'en était presque à hurler ! Ton papa s'est vite réveillé car je bougeais dans tous les sens. Je me sentais vidée, au bord de l'évanouissement. Je crois qu'il a compris avant moi que les choses se précipitaient, que les choses n'allaient vraiment pas comme il faut à sept mois de grossesse.

À cette heure, impossible d'appeler le gynécologue, il fallait partir tout de suite à l'hôpital. Moi qui avais tout prévu, je n'avais pas prévu cette sortie précipitée en pleine nuit, et je n'avais même pas préparé la petite valise qu'emmènent les mamans quand elles partent à la maternité. Je n'avais pas pensé à moi, je n'avais pensé qu'à toi, à ta vie à la maison.

Mais, de toute façon, je n'avais pas le temps de me dire tout cela, je manquais de tomber pendant que je m'habillais à la hâte et ton papa a dû me soutenir sérieusement jusqu'à ce que je sois assise dans sa voiture où je perdis connaissance. Je crois bien que, de sa vie entière, il n'a jamais brûlé autant de feux rouges que pendant ce trajet ! Plus tard, il m'a raconté, pour essayer de me faire rire à des moments où j'avais plutôt envie de pleurer, qu'il avait conduit comme Mesrine lui-même poursuivi par toute la police de Paris...

Arrivée aux urgences, j'ai ouvert un œil pour me voir allongée sur un brancard, avec deux têtes de femmes, inconnues, penchées sur moi et, bien sûr, celle de ton papa. Nous marchions, ou plutôt elles marchaient dans un couloir qui me semblait très long. J'entendais des mots, je ne comprenais pas leur sens : accouchement prématuré, césarienne, faire vite, souffrance du bébé et surtout... éclampsie.

Dans mon état, pas très conscient, ce mot tournoyait. Éclampsie, éclampsie... Je ne savais pas ce que cela voulait dire, ça me faisait penser à « langoustine » et « langoustine », ça me faisait moins peur. Et puis après, plus rien, je ne me souviens que d'une lumière très vive au-dessus de moi, d'une piqûre dans le bras et puis plus rien, pas même ton papa.

Mais après, je me souviens : le moment le plus horrible de ma vie !

Je me réveille dans un lit inconnu, ton papa est à côté de moi, il n'a pas vu que j'ouvrais un œil, puis deux. Il me tient la main, mais il regarde au loin, du côté de la fenêtre et il a l'air sévère, grave. Moi, j'ai la gorge sèche et l'impression qu'aucun son ne pourra sortir de ma bouche. Je rassemble néanmoins mes forces et j'émets, comme je peux, un bruit rauque qui veut dire : « Et le bébé ? »

J'ai l'impression que je lui pose la question la plus incongrue du monde. Il attend quelques instants comme s'il rassemblait tous ses esprits, toute son intelligence et j'entends alors ces mots terribles : « Le bébé... c'est un garçon... il est en réanimation. »

Il parle lentement, comme si chaque mot était un supplice pour lui. Et pour moi, donc. Mon regard le transperce, je veux en savoir plus, mais je ne peux rien dire, car aucun mot ne sort de ma bouche. Il semble enfin émerger de sa léthargie et, comme soulagé, m'explique : « Tu as fait une grosse poussée de tension, on ne sait pas pourquoi, et le bébé a manqué un peu d'oxygène… Alors, on l'a emmené en réanimation. Pour faire le point. Pour voir ce qu'il en est, comment il va s'en sortir. »

J'ai le sentiment de recevoir une gifle en pleine figure et je me réveille complètement, pour de bon.

Ces paroles terribles, comment est-ce possible que ce soit mon mari qui les dise ? Et puis, d'un seul coup, je comprends tout : ce mal de tête que j'avais avant de partir, mes vertiges, et maintenant mes deux bras piqués de perfusions.

J'ai tué ou failli tuer mon bébé, mon petit garçon.

Il doit s'appeler Sébastien, il faut que je demande à mon mari. C'est le prénom que nous avions choisi pour un garçon.

Sébastien, mon Amour, où es-tu, pourquoi es-tu parti loin de moi, pourquoi ne puis-je pas te tenir sur mon ventre, te donner à boire comme les autres mamans, t'embrasser partout, te parler ?

Nous avions pourtant tellement l'habitude d'être ensemble, de nous parler…

Et il est où ce foutu service de réanimation ? « Dans une autre aile de l'hôpital », répond ton papa qui semble dire une chose banale. « Mais de toute façon, ma chérie, tu ne peux pas te déplacer, il faut d'abord que tu reprennes des forces. Tu m'as fait tellement peur… »

Alors, je vais rester épinglée comme un papillon pendant que tu es je ne sais où et où je ne peux pas aller te voir ? Si, au moins, je te voyais, je saurais comment tu vas vraiment. Car une maman sait quand elle voit.

Et si ton papa me mentait ? Si tu allais plus mal qu'il ne le dit ? De toute façon, il n'a jamais rien compris à la médecine, ce n'est pas aujourd'hui qu'il va s'y mettre !

Sébastien, je veux te voir, t'embrasser, j'ai besoin de toi et toi tu as besoin de moi.

Bats-toi, mon Amour, nous les aurons.

Je les emmerde avec mon éclampsie.

Ma Langoustine adorée, bats-toi, pour moi, contre eux tous.

Ils doivent être ravis de te mettre des fils partout, de t'examiner sous toutes les coutures. Eux, ils font leur métier, ils ont besoin de toi pour justifier leurs salaires, ces sales réanimateurs. Moi, j'ai seulement besoin de toi parce que je suis ta maman et que je t'aime.

(Quelques jours plus tard)
Je n'arrive pas à sortir de mon lit.

Je n'arrive pas à sortir du brouillard qui envahit toute ma tête. Je suis anesthésiée. Et pourtant, il me semble que cela fait longtemps que je suis remontée de la salle d'accouchement. Lorsque j'ouvre un œil – ce qui me demande un effort surhumain – j'aperçois toujours mon mari sagement assis à côté de mon lit, penché sur un de ces hebdomadaires qu'il affectionne. Il fait sans doute semblant de lire, histoire de se donner une contenance, il en a toujours eu besoin.

Je me suis souvent demandé s'il savait regarder les problèmes en face. J'en doute.

De toute façon, je n'ai pas envie de lui parler.

Tout à l'heure, je ne sais même plus quand c'était, il m'a dit : « Comment vas-tu, ma chérie ? Tu nous as fait très peur, tu sais. Cela a l'air d'aller, mais le bébé a un problème. Ils l'ont emmené en réanimation. »

Depuis ce moment, malgré le brouillard dans ma tête, je crois que j'ai tout compris.

Les jeux sont faits, rien ne va plus.

Je fais semblant de somnoler. Pour ne pas voir, moi non plus, les choses en face, comme quand j'étais petite et que le réveil sonnait pour aller à l'école et que je m'enfonçais sous les draps pour retarder le moment de me lever. Tant qu'on est dans son lit, on n'est pas encore à l'école. Maintenant, c'est pareil. Tant que je ferme les yeux, c'est comme si rien n'était arrivé, comme si tout était encore possible.

Comment cela m'est-il arrivé à moi ? Et pourquoi à moi ?

Dans mon demi-sommeil, j'entendais, non loin de moi, des bébés pleurer. Ces pleurs semblaient incessants, comme ces sirènes de voiture qui ne s'arrêtent jamais. Et puis, confusément, j'imaginais les gestes habituels de ces mères. La mère que je n'étais plus, que je ne serais peut-être plus jamais.

Ma grand-mère racontait que tous les biens de sa famille avaient été spoliés par les Allemands. Eh bien moi, c'est pareil : j'ai été spoliée de mon enfant. Sans aucun espoir d'indemnisation...

J'aurais voulu tuer tous ces bébés braillards autour de moi ; je fermais encore plus les yeux pour ne pas les entendre.

Mon mari, lui au moins, ne dit rien. Il attend sans doute que je réagisse la première, que je prenne la parole, que je crie, que je hurle.

Je ne vais pas hurler tout de même, il n'y a que les bébés qui hurlent. Les bébés qui ont faim, les bébés qui ont froid, les bébés qui ont mal.

Et le mien, il a quoi de tout cela, au juste ?

Quelle affreuse femme va l'embrasser, le tenir dans ses bras ? D'ailleurs, comment tient-on un bébé qui va mal ? Et qu'est-ce que ça boit un bébé qui va mal ? Sûrement pas le lait de sa mère. À quoi va me servir tout mon lait ?

Je vais vite me transformer en nourrice sèche. Des histoires de mon enfance me reviennent avec des nourrices professionnelles qui, d'un seul coup, n'ont plus de lait. Je les imaginais alors comme de vieilles femmes aux seins pendants...

Les secondes, les minutes, les heures aussi passent. Des infirmières viennent dans ma chambre, font des tas de gestes qu'elles croient utiles pour moi, me parlent, s'étonnent de mon silence et finissent par s'inquiéter.

J'ai entendu le mot « prostration » et je me suis vaguement demandé pourquoi, avec tous les ennuis que j'avais, il fallait en plus que la prostate s'en mêle !

On a dépêché auprès de moi le grand Manitou du service. J'ai ouvert un peu les yeux, juste assez peu pour que cela ne se voie pas, juste assez pour voir sa tête et sa blouse blanche. Une bonne tête d'ailleurs, avec de petites lunettes cerclées, à la mode. Il m'a tapoté la joue d'une main doctorale et a expliqué à la cohorte d'assistants qui l'accompagnaient que cet état de prostration, et cette fois-ci j'ai compris de quoi il s'agissait, était somme toute assez banal après le choc physique et psychologique que je venais de subir, que cela allait durer encore quelques jours et qu'ensuite, si cela persistait, il faudrait envisager de me faire rencontrer la psychologue du service.

Ensuite, il est parti sans autre forme de procès.

J'ai mal au ventre. La cicatrice de ma césarienne tire dès que je bouge dans mon lit, mais je ne veux surtout parler à personne pour demander un calmant : je souffre en silence. Cette douleur me rappelle à chaque instant pourquoi je suis là et m'empêche de dormir même quand j'en ai vraiment envie.

Le grand Manitou avait raison.

Au bout de quelques jours, je me suis réveillée pour de bon. De fort mauvaise humeur après le monde entier et après mon mari, en particulier. Je lui en voulais de pouvoir sortir, d'aller voir le bébé quand il voulait. Moi, j'étais encore trop faible, j'avais encore des perfusions et l'interdiction de mettre un pied par terre.

Mais, en fait, il n'y tenait pas vraiment. Il préférait rester avec moi, supporter mes sautes d'humeur et mon absence de questions. Pendant que j'étais là, il téléphonait tous les jours en réanimation, essayant de joindre un médecin trop occupé, tentant d'obtenir des bribes de nouvelles du bébé.

Il est allé une seule fois le voir. Il a aperçu une petite

forme dans un berceau au milieu d'une chambre avec plein de tuyaux et aussi des appareils avec des enregistrements. Effaré par la technique, il a fui – courageux mais pas téméraire – et il est revenu auprès de moi, la mort dans l'âme, ne sachant quoi me dire, à moi qui ne demandais rien, ni à lui ni à personne.

Je pense au bébé dans ma tête, je lui parle en silence, mais je ne veux pas que d'autres me parlent de lui. Sa souffrance et la mienne sont nos seuls liens. Je ne fais aucun projet d'avenir. Le temps s'est arrêté pour moi dans la salle d'accouchement.

Même si je ne peux pas me lever, je pourrais téléphoner, on m'a fourni un combiné. Pas une fois, je n'ai eu le courage d'appeler le service de réanimation dont le numéro a été noté, bien en évidence, par mon mari. Impossible : paralysie totale…

Mère indigne !

Incapable d'avoir mis au monde un enfant normal.

Indigne de prendre de ses nouvelles.

Indigne de tout, indigne de savoir.

Je sombre peu à peu dans une dépression dont je sais que je ne sortirai que quand le bébé, lui, sortira de réanimation. Une seule chose m'aurait fait du bien : le voir pour de vrai ou sur une photo. Mais personne n'a eu l'idée de m'en apporter une.

L'effraction du réel :
la psychologue raconte

Ce témoignage commence par la description d'une grossesse « banale » avec l'environnement imaginé et créé petit à petit autour du bébé et pour le bébé à venir. Nous sommes en présence d'un micro-univers, un peu fermé sur lui-même. On note aussi la présence de la grand-mère que l'on imagine maternelle. Le rôle des grands-parents, surtout lorsqu'il s'agit d'un premier-né, est toujours très important, tant la nouvelle naissance implique une réactivation des figures tutélaires parentales et un remaniement des positions de chacun dans la lignée transgénérationnelle.

Le premier signe d'angoisse est vécu par la mère lors de la séance d'échographie. Malgré la prudence des paroles de l'échographiste, c'est, à la moindre alerte, un flot d'inquiétudes qui surgit à la conscience. L'accouchement prématuré, lui, est décrit comme une catastrophe, quelque chose de mortel, tant pour la mère que pour le bébé. La métaphore du père conduisant sa voiture comme s'il avait toute la police de Paris à ses trousses indique bien l'idée d'un danger aussi extérieur, soudain et brutal qu'une balle tirée dans une course-poursuite.

Le temps immensément long de la grossesse, avec son sentiment d'élation et de toute-puissance se voit tragiquement arrêté, paradoxalement figé dans une précipitation d'événements. La blessure narcissique est profonde : la mère prévoit bien, dans cet accéléré, le deuil à venir de sa grossesse. La réalité, ou plutôt le réel, est là qui la rattrape et la propulse à l'extérieur de son monde imaginaire, de la bulle fantasmatique que constitue l'état de femme enceinte, forteresse protégeant, en son centre même, son trésor.

De la naissance elle-même, nous ne saurons rien. Lorsque l'état de santé de la mère ou de l'enfant se trouve dans une phase critique, l'accouchement est en effet réalisé sous césarienne, en urgence, et la rachianesthésie ou la péridurale sont alors impossibles à mettre en œuvre. Les sentiments d'étrangeté et de cauchemar seront presque toujours présents.

N'ayant pas de souvenirs de l'accouchement, la mère se réveille « le ventre vide », mais sans vécu de continuité entre son état de grossesse d'il y a quelques heures et son état actuel. Il manque quelque chose, il y a comme un trou dans les éprouvés de la mère, comme une absence qu'il faudra bien reconnaître : celle du bébé. Dans les premières heures qui suivent de telles situations, il n'est pas rare que les jeunes parturientes « hallucinent » encore des mouvements fœtaux, tant leur est encore inintégrable la sortie de l'enfant de leur ventre.

QUAND LA MAMAN DÉPRIME

Depuis une trentaine d'années, et parallèlement à l'essor considérable de la psychiatrie du bébé, un nouveau champ de connaissances a vu le jour sous le terme de « Psychiatrie périnatale ». Il s'agit de l'étude de l'ensemble des difficultés psychopathologiques pouvant concerner les parents (ou les futurs parents) et le bébé (ou le futur bébé) à partir du moment de la conception jusqu'à ce que le bébé ait environ dix-huit mois.

La qualité du lien parents-enfant à court, à moyen et à long terme s'enracine en effet très profondément dans l'histoire de cette période précoce. De nombreuses recherches demeurent à effectuer, notamment en ce qui concerne le père ou la période prénatale proprement dite, mais des résultats très importants sont d'ores et déjà acquis à propos des dépressions maternelles postnatales.

On estime à l'heure actuelle que 15 à 20 % des femmes ayant accouché développent une authentique dépression dans les semaines qui suivent la naissance de leur enfant, et ce chiffre se retrouve de manière comparable dans l'ensemble des pays où ces études ont pu être menées. Les dépressions maternelles postnatales connaissent un pic préférentiel de fréquence autour de la sixième semaine au décours de l'accouchement et on dispose désormais d'outils diagnostiques extrêmement efficaces et d'emploi aisé pour les identifier (en particulier l'Edimburgh Postnatal Depression Scale, ou EPDS, de J. Cox).

Ces mouvements dépressifs de la mère sont indiscutablement de nature pathologique et n'ont rien à voir avec le très fréquent « blues » du *post-partum* qui semble affecter 75 à 80 % des femmes accouchées et survient deux à trois jours après l'accouchement : celui-ci est transitoire et probablement utile à l'établissement des premières interactions mère-bébé. En revanche, on sait aujourd'hui que les authentiques dépressions postnatales (dont la survenue semble relativement indépendante de celle du « Blues » et des modalités cliniques de celui-ci) représentent un facteur de risque important pour les bébés. En l'absence d'aide spécialisée, ces derniers peuvent en souffrir ultérieurement sur le plan de la socialisation, des procédures d'attachement, de la gestion des émotions et notamment de l'agressivité, des acquisitions cognitives et même de l'accession au langage. Bien évidemment, les dépressions maternelles ne sont pas directement responsables de ces différentes difficultés ; elles sont seulement un facteur de vulnérabilité parmi d'autres facteurs auxquels elles doivent être associées.

Au cours de ces dépressions maternelles postnatales (dont les origines sont multiples, complexes et pas encore toutes clairement connues), l'investissement du bébé par la mère se révèle très difficile, car l'enfant nouvellement arrivé est vécu comme une sorte de persécuteur. La mère a alors besoin d'être aidée d'abord comme femme souffrante que comme mère.

Dans le cas de la mère de Sébastien, on ne peut pas parler de dépression maternelle postnatale dans le sens qui vient d'être indiqué. Il y a chez elle une première période de confusion, directement liée à l'événement traumatique de son accouchement prématuré et qui fait figure de catastrophe. Un mouvement dépressif apparaît après cette phase initiale de sidération, mais il s'agit d'une dépression qui ne s'apparente ni à un « Blues » normal (en dépit de sa date de survenue précoce après l'accouchement), ni à une dépression maternelle postnatale proprement dite dans la mesure où le bébé se trouve au contraire, ici, surinvesti et perçu comme le seul « objet » capable de réparer la mère et de la guérir de sa dépression.

L'IMPOSSIBLE FORÇAGE

Pour la maman de Sébastien, les quelques jours qui suivent sont vécus de façon brumeuse, à cause des suites de l'éclampsie et de l'anesthésie assez lourde, compte tenu du degré d'urgence, mais aussi sans doute en raison d'un sentiment dépressif reconnu par l'équipe de maternité sous le terme de « prostration ». La déformation des mots entendus dans cet état proche de la sidération, du choc psychique, est bien rendue : langoustine pour éclampsie, prostate pour prostration. La langoustine évoque le terme de « crevette » fréquemment employé par les parents dans les services de réanimation à la vue de leur enfant minuscule et rose, sans carapace de protection (association d'idées ici inconsciente mais verbalisée). Quant à la prostate de l'homme, la confusion des termes renvoie-t-elle à l'idée que cette prostate a contribué à la grossesse de la femme et que l'homme est en partie responsable des maux soufferts par la jeune mère ?

Le désir d'échapper à ce qui est vécu comme un véritable cauchemar conduit cette jeune mère à se réfugier dans un état semi-comateux sur le fond d'une double régression, physique et psychique. Aucun interlocuteur ne peut franchir ses défenses sans doute mises en place dans le but d'éviter un conflit intra-psychique autrement plus douloureux. Il convient donc de respecter ce temps, même si cela est difficile pour le père et aussi pour les deux équipes (de maternité et de réanimation) qui s'inquiètent de l'absence de la maman auprès de la couveuse.

Le temps d'acceptation psychique de la mère est fondamentalement nécessaire et un « forçage » aurait sans doute des effets des plus nocifs. Nous sommes en présence d'une grave blessure narcissique, d'un deuil à faire de la fin de la grossesse, de la nécessité de la reconnaissance et de l'investissement d'un enfant peu conforme au rêve antérieur. C'est un énorme et très coûteux travail psychique qui réclame un certain temps d'élaboration.

Toutefois, cette mère décrit bien les liens psychiques qui l'unissent à son enfant et qui auront – du moins pour elle, sinon pour lui (comment en être certain ?) – valeur de liens d'attachement. À cet égard, on notera l'importance du visuel, ici reconnu en négatif par l'absence de photo donnée à la mère et signalée par elle. Actuellement, cette démarche est systématiquement proposée au père par le biais d'un appareil polaroïd disponible dans le service de réanimation.

(Suite du récit de la mère de Sébastien)
Les visites des parents ont lieu de quatorze à vingt heures. Au-delà de ces limites, votre ticket n'est plus valable. En dehors de ces six heures, c'est le médecin de garde qui vous reçoit.

Je trouvais cela injuste de se plier à leurs repères, comme si déjà ce n'était pas une assez grande injustice d'avoir son bébé en réanimation.

J'ai toujours été en tout ou rien, et le rien me tentait presque plus que le tout. Mais mon bébé qui était tout pour moi n'était rien entre leurs mains et je me suis dit qu'il fallait que j'aille le voir de près. En même temps, je me demandais : « À quoi bon ? À quoi bon m'attacher à ce bébé qui est si différent de ce que j'imaginais ? » Je l'avais vu beau comme un « bébé Guigoz », à la mode de maintenant, les grosses joues en moins, et j'avais fait une crevette souffreteuse. Elle ne pouvait pas être à moi. Il y avait erreur.

À force de reculer ce moment, bien sûr j'étais encore trop faible, cela ne faisait que quelques jours que j'étais rentrée à la maison, seule, le couffin vide, devant les yeux interrogatifs de la concierge qui ne savait pas, j'ai commencé à me détester encore plus. À cause de ma lâcheté.

Je n'ai pas eu le courage de prendre ma voiture. Le chauffeur de taxi à qui je donnais le nom de l'hôpital m'a demandé si j'avais quelqu'un de malade dans ma famille, là-bas. Sa question m'a laissée un instant sans voix. Le bébé…, ma famille ? Tout cela était si étrange et je lui ai répondu bêtement : « Oui, oui, c'est à peu près cela. » Sans doute étonné de transporter dans sa voiture une demeurée dans mon genre, il n'a pas insisté.

Les chauffeurs de taxi aiment bien bavarder. Moi pas, ça tombait mal. Il m'a donc débarquée en silence devant le service de réanimation.

L'ascenseur qui montait au troisième étage était vieux et moche. Genre monte-charge pour gros paquets. Cela n'était pas encourageant pour la suite.

À l'arrivée dans le service, on sonne, on s'annonce, on attend. Ça fait carcéral et ce n'est pas très engageant non plus.

Je me sentais de plus en plus faible. C'était ma première sortie à l'air libre et cela devait jouer aussi. J'ai senti mon courage m'abandonner et j'étais sur le point de m'enfuir quand un médecin m'a dit, dans le parlophone, d'entrer et d'attendre qu'on vienne s'occuper de moi.

Combien j'avais besoin qu'on s'occupe de moi, qu'on m'offre un café, une cigarette et qu'on me dise : « Voilà, maintenant vous vous réveillez, tout cela n'était qu'un mauvais rêve ! » Mais il ne s'agissait pas du tout de cela. Il fallait seulement se transformer en cosmonaute de papier, mettre une blouse en papier, des bottes en papier et se coiffer d'un ignoble bonnet de douche en papier.

Comme tout cela était précaire… Du papier ! On ne peut pas rester longtemps avec un tel accoutrement, on risque de tomber en loques très vite. Enfin, c'est la loi du service.

Une fois parée et aseptisée, un médecin s'est approché de

moi. Lui, il était habillé en dur, c'est-à-dire en coton. C'était plus rassurant. Même son calot était plutôt élégant. Il avait un pantalon et une casaque bleus et je me suis dit qu'il était sans doute nu dessous, à cause de la chaleur.

La chaleur des couveuses devait sûrement diffuser partout. En fait, je n'avais pas réfléchi à ce qu'était une couveuse. J'avais souvent entendu dire : « Le bébé était prématuré et on l'a mis quelque temps en couveuse. » En une seconde, j'imaginais maintenant un petit berceau transparent avec un couvercle transparent lui aussi et le tout chauffant par je ne sais quel moyen.

Mais ce n'était pas le lieu ni le moment de rêvasser.

Le médecin, celui qui était en coton bleu et qui avait un sourire sympathique – comme j'aurais le temps, plus tard, de m'en rendre compte – m'a proposé, et de toute façon je n'avais pas d'autre choix, de parler un peu avant que nous allions voir le bébé. Il m'a entraînée dans une sorte de bureau de secrétaire et m'a invitée (comme il était poli !) à m'asseoir. Il m'a dit : « Chère Madame, je suis content de vous voir. J'ai souvent parlé au téléphone avec votre mari, mais vous, je ne savais rien de vous. C'est bien normal d'ailleurs, cela arrive souvent que des mères qui ont eu un accouchement et des suites difficiles ne se manifestent pas tout de suite. » Apaiser ma culpabilité pour enfoncer le clou ensuite, en me disant des horreurs : technique éprouvée, ai-je pensé.

Il a continué : « Vous savez, des bébés comme le vôtre, nous en voyons beaucoup, la plupart récupèrent très bien. En fait, votre bébé ne peut pas respirer seul, il a besoin d'une assistance respiratoire. Il est relié à une machine qui l'aide à respirer. Petit à petit, on verra comment il pourra devenir autonome.

« Bien sûr, on surveille son rythme cardiaque, ça c'est la routine. Pour l'instant, il est encore trop tôt pour tester ses fonctions cérébrales. Nous lui ferons un électroencéphalogramme dans quelques jours. Voilà. Il faut être prudent mais je pense que votre bébé s'en sortira. Vous devez être patiente.

« Bien entendu, vous pouvez venir le voir tous les après-midi, son père aussi. Votre présence est même souhaitable. Maintenant, nous allons aller dans sa chambre. Il y a des fils, beaucoup de fils mais vous apprendrez à tenir le bébé avec tout ça, vous verrez. Il faut que vous appreniez à connaître le bébé. Ce sera peut-être un peu difficile, mais vous y arriverez, j'en suis sûr. »

Je suis restée abasourdie par ce flot de paroles. Tout s'enchaînait dans ma tête. Je n'avais rien compris. Pourtant, il avait une jolie voix, mon cosmonaute. Je me serais presque endormie à l'écouter. Dormir pour ne pas savoir... Mais je n'avais pas le temps de rêver. Déjà, il m'entraînait vers la chambre du bébé.

Il y avait un grand couloir central et plusieurs chambres semblables de part et d'autre. Celle du bébé était au milieu, à droite : une infirmière était à l'intérieur. Toujours ces infirmières rivées à leurs gestes techniques. Peut-être pour ne pas trop penser, elles non plus.

Le zombie de papier que j'étais devenue est entré dans la pièce. Mes jambes me soutenaient à peine.

J'ai aperçu une petite forme allongée sur le dos, petite crevette aux bras et aux jambes écartelés, avec des fils qui partaient d'un peu partout, là où on avait pu piquer une aiguille. Et puis, ce bruit continu d'un enregistrement.

Je suis restée pétrifiée devant le petit berceau. Le bébé avait les yeux grands ouverts, mais il ne semblait pas avoir remarqué ma présence. Je me sentais incapable ni d'avancer ni de reculer. Cette petite chose-là, épinglée comme un papillon, était ma chose, mon bébé et je ne savais pas ce que je ressentais devant lui.

L'infirmière, souriante, m'a dit : « Maintenant, j'ai terminé. Vous pouvez le toucher. Il faut seulement faire attention à la perfusion. Je vais vous ouvrir les portes de la couveuse. »

La paralysie totale me guettait, mais je n'ai pas eu le temps de m'ankyloser. Elle a soulevé le bébé et je me suis retrouvée avec la douceur de la peau de la crevette contre la paume de ma main. Elle était chaude, douce, comme une petite bête.

Et d'un seul coup, tout a chaviré.

Je suis devenue automatiquement une mère normale tenant dans ses bras un bébé normal. J'ai oublié le monitoring, les fils et tout le pataquès et l'infirmière qui s'était d'ailleurs discrètement éclipsée. Cela a duré longtemps, très longtemps, je ne sais pas combien de temps.

J'étais bien.

Nous étions ensemble.

Le médecin en coton bleu est venu nous interrompre : « Je crois que pour aujourd'hui, c'est assez. Il ne faudrait pas fatiguer le bébé. Vous avez l'air de bien vous entendre. Vous pourrez revenir demain et tous les après-midi si vous le voulez. »

J'ai retiré délicatement ma main et je lui ai envoyé un gros baiser en lui disant : « À demain, mon bébé, je t'aime. »

J'ai quitté la chambre à reculons et refait le chemin en sens inverse. Je suis retournée dans le vestiaire me débarrasser de mes vêtements de papier, j'ai repris l'ascenseur monte-charge et puis j'étais dehors, dans la cour de l'hôpital, comme une automate, une habituée, déjà. Je savais qu'à deux heures précises, demain après-midi, je serais à nouveau là.

Le pédiatre et les parents

Le témoignage de cette maman reflète le vécu de nombreux parents en service de réanimation. Ce milieu est impressionnant et ressenti comme « hostile », car il les sépare en un sens de leur enfant ; mais c'est également un milieu qui inspire confiance en raison des compétences humaines et techniques du personnel qui y travaille.

PREMIERS CONTACTS

Nous avons, grâce au récit de la maman de Sébastien, le récit fidèle du premier contact qui s'établit entre une maman, l'enfant dont elle était séparée depuis la naissance et l'équipe soignante. En effet, à cause de leurs états de santé respectifs, la mère et l'enfant se trouvent hospitalisés séparément et parfois dans des hôpitaux éloignés l'un de l'autre.

En raison de leur nombre limité, les services de réanimation n'existent que dans peu d'hôpitaux, ce qui oblige alors à transférer l'enfant. Le tout premier contact s'établit souvent avec le père qui doit jouer le rôle de lien et d'intermédiaire entre son enfant, sa femme et l'équipe soignante. De plus, il doit gérer les inquiétudes et les angoisses de sa femme à côté des siennes propres.

La première visite de la mère est souvent décalée dans le temps, en raison de son état de santé. Elle a donc lieu quelques jours en général après l'arrivée de son enfant dans le service. Ce premier contact est particulier, à la fois angoissant et émouvant. Émouvant, car il s'agit souvent de la première rencontre quand la mère a accouché sous anesthésie générale ; angoissant car, même si les nouvelles données par le père ou l'équipe soignante peuvent être rassurantes, la mère demeure méfiante et craint qu'on ne lui cache la vérité pour la ménager.

La mère de Sébastien trouve le service de réanimation hostile et rigide du fait de son organisation interne. Elle le compare à un milieu carcéral, avec ses chambres semblables et disposées de part et d'autre d'un couloir interminable, avec sa sonnerie à la porte. Cette description est probablement en partie liée à ses sentiments d'angoisse et à son inquiétude.

Cette femme a eu une grossesse normale. Elle a tout prévu, tout organisé, sauf l'éventualité d'un accouchement prématuré. Elle a vécu cet accouchement, ou plutôt elle l'a subi, comme un arrachement brutal et douloureux en raison de la césarienne décidée en urgence afin d'« extraire » l'enfant et de sauver la mère. Elle se révolte contre les circonstances de l'accouchement, contre la médecine, contre elle-même et contre cette « injustice » qu'elle refuse d'admettre. Elle finit par sombrer dans une dépression fondée sur un grand sentiment de dévalorisation et d'incompétence.

Au bout de quelques jours, grâce au soutien de son mari qui a continué à lui donner des nouvelles très positives du bébé et à jouer le rôle d'intermédiaire, elle décide d'affronter cet enfant inconnu. Elle fait un énorme effort pour venir voir « son » bébé. Elle hésite à avouer au chauffeur de taxi qui la conduit vers l'hôpital qu'elle va rendre visite à quelqu'un de sa famille. En fait, elle n'est pas certaine que ce bébé soit un membre de sa famille. Il a un statut qui n'est pas encore très clair.

Certes, le bébé a le droit d'être reconnu, aimé et soigné, mais il a le devoir d'être parfait et conforme à l'image du bébé imaginaire que ses parents ont dans leur tête. C'est à cause de ce bébé sans statut qu'elle se trouve elle-même dans cet état de détresse physique et psychique.

Elle se ressent comme la victime d'une injustice transgénérationnelle, comparant sa situation à celle de sa grand-mère qui a été dépouillée de tous ses biens précieux par les Allemands. Elle, elle a perdu ses rêves. Elle pensait qu'elle pouvait maîtriser le temps en organisant le déroulement de sa grossesse. En fait, à travers son témoignage, on comprend qu'elle a perdu la notion du temps lui-même. Le temps s'est figé, elle a cessé de vivre depuis sa césarienne.

Un sentiment de culpabilité la ronge et elle s'auto-disqualifie chaque jour davantage. Elle éprouve un sentiment de haine vis-à-vis d'elle-même, de son mari et également du personnel du service de réanimation. Ce sentiment est plus marqué à l'encontre des infirmières qui, contrairement à elle, ont la possibilité de tenir, de porter, de soigner, d'alimenter et de protéger ce bébé. L'impression d'être dépossédée de son enfant renforce la culpabilité de la mère, mais contribue peut-être à la création d'un sentiment d'attachement à l'égard de cet enfant qui va devenir « son » bébé.

Dans ces situations de grande souffrance des parents, le personnel joue son rôle de soignant tout en essayant d'aider les parents à tisser le plus rapidement possible une relation avec leur enfant malade, et ce quelles que soient l'issue clinique et l'évolution. Du fait de leur formation humaine et technique, les infirmières mènent cette double mission de soignant et de lien entre l'enfant et ses parents. Elles le protègent sans pour autant prendre la place des parents. Elles savent ménager un espace familial pour les parents, tout en comblant le « vide » quand ces derniers sont absents.

COMMENT INFORMER ?

Lors de leur première visite, les parents sont accueillis par un médecin du service qui les informe sur l'état de santé de leur enfant. Cette information est souvent succincte, progressive et adaptée à chaque cas. La mère de Sébastien décrit son entretien avec le médecin comme une épreuve supplémentaire, car elle n'était probablement pas encore prête à parler de cet enfant qu'elle n'avait pas pu investir psychiquement jusque-là.

Il est parfois utile de surseoir à cet entretien et de savoir laisser d'abord s'établir le lien entre les parents et le bébé. C'est parfois seulement à partir de là qu'ils seront à même d'entendre véritablement les informations qui leur seront données. En effet, en réanimation, il est difficile d'informer convenablement les parents de l'état de santé de leur enfant en un temps très court ou uniquement au moyen de quelques phrases du type : Va bien, ne va pas bien, s'améliore, s'aggrave... L'information ne peut souvent qu'être approximative, car l'état de santé de l'enfant peut varier énormément au cours de la même journée. En outre, nous n'avons pas toujours suffisamment de recul pour établir un diagnostic et un pronostic précis.

C'est pourquoi plusieurs entretiens sont le plus souvent indispensables pour informer correctement les parents. Cette information doit, dans tous les cas, être prudente et prendre en considération leurs modalités de fonctionnement psychique, une information abondante et trop complète pouvant parfois générer un réel risque d'angoisse.

Dernière remarque : pendant la traversée de l'interminable couloir, la mère de Sébastien prend conscience du fait que le médecin parle de son bébé au présent et au futur et cela la rassure comme une garantie de la survie et de l'avenir de son enfant. Les parents se servent ainsi de détails parfois très minimes et très subtils pour tenter d'évaluer les impressions cliniques véritables des médecins.

Les quatre bébés dans la tête des parents

On parle souvent de la brutalité de l'accouchement prématuré, mais il n'y a pas que l'accouchement qui est prématuré, la mère également n'est pas prête. Quelque chose n'a pas eu lieu, n'a pas eu le temps d'avoir lieu et ce quelque chose ne sera jamais rattrapé. C'est pour cela qu'un enfant prématuré sera toujours, pour sa mère, un ancien prématuré : il y a eu disparition d'un temps.

Cette disparition est majorée lorsque l'accouchement a lieu par césarienne avec la disparition d'un autre temps, celui des contractions et de la joie de l'arrivée de l'enfant. Un trou dans la conscience fait que le ventre a été vidé (« un enfant est sorti ») au corps absent-défendant de sa mère. Le réveil à ventre vide, à grossesse arrêtée est terrifiant et, même, parfois, dépersonnalisant.

Un immense travail de conceptualisation est alors nécessaire pour imaginer l'enfant ailleurs, vivant quelque part sans soi. La distance géographique du service de néonatalogie ou de réanimation potentialise cet effroi. Des années-lumière séparent désormais ce qui était uni il y a quelques minutes, dans un autre temps.

Espace/temps : les repères habituels volent en éclats. De un on passe à deux. De l'état d'être enceinte, on passe au fait d'avoir un enfant, mais cela n'arrive ni en lieu ni en temps prévus. Il y a maldonne, sentiment de cauchemar et de dépossession. On voudrait revenir en arrière. Tel est exactement le registre du traumatique.

Pour bien comprendre l'impact d'une naissance prématurée pour des parents, il importe de préciser qu'il existe dans la tête de ceux-ci, c'est-à-dire au sein de leur appareil psychique, quatre grands groupes de représentations mentales concernant leur enfant à venir : l'enfant imaginaire ou fantasmatique ; l'enfant imaginé ; l'enfant narcissique et l'enfant mythique ou culturel. Essayons de préciser un peu les choses.

L'ENFANT IMAGINAIRE OU FANTASMATIQUE

Il s'agit d'un groupe de représentations mentales principalement inconscientes et que chacun des deux parents s'est forgées tout au long de son histoire, depuis sa plus tendre enfance. Dès les premières années de sa vie, avant même sa période œdipienne (de deux à cinq ans environ), on estime que tout enfant, sur le fond de sa relation avec l'adulte, de son envie et de sa curiosité sexuelle à son égard, va élaborer un certain nombre de « théories » (Freud parle de « théories sexuelles infantiles ») quant au contenu du ventre maternel et aux relations qui unissent les hommes et les femmes autour de lui. Ce travail est inconscient, mais fondamental pour la suite de l'organisation psychique de l'enfant.

Pendant sa période œdipienne, la petite fille va ensuite désirer un enfant de son père (pour rivaliser avec sa mère) et de même le petit garçon souhaite faire un enfant à sa mère. Tout cela se reflète dans leurs jeux avec les poupées dont on sait qu'ils n'intéressent pas seulement les petites filles mais aussi les garçons en dépit des pressions culturelles qui jouent à ce niveau !

La période de latence (de six à douze ans environ) va laisser cette problématique en jachère, mais la pré-adolescence et l'adolescence vont la réactiver massivement pour tout un ensemble de raisons dont les principales sont liées aux changements corporels, à la remise en jeu du système pulsionnel et à la possibilité effective de faire un enfant dans et par son corps. Chaque fois qu'un adolescent utilise un moyen contraceptif, c'est un peu comme s'il faisait un petit salut inconscient à l'enfant imaginaire, comme s'il lui disait : « Ce n'est pas pour cette fois, mais c'est pour bientôt ! » (M. Soulé). On assiste donc à la maturation graduelle et progressive d'un premier groupe de représentations mentales qui s'enracinent dans l'histoire de chacun des deux futurs parents.

L'ENFANT IMAGINÉ

Ce deuxième groupe de représentations mentales est davantage conscient et plus tardif. Il s'agit au fond des rêveries conscientes et préconscientes du couple à propos de l'enfant qu'il projette d'avoir : son sexe, son prénom, ce qu'il sera, comment il sera... Ces représentations sont donc le produit de l'activité de deux futurs parents déjà adultes (ou presque) et qui inscrivent l'enfant à venir dans l'histoire de leur union en tant qu'homme et femme.

Ces représentations de l'enfant à la naissance sont souvent en décalage par rapport à la réalité. En témoignent d'ailleurs toutes les maternités picturales ou sculpturales dans l'histoire de l'art occidental ainsi que les dessins effectués par les mères pendant leur grossesse et supposés représenter l'enfant tel qu'elles le portent encore en elles (D. David). Le nouveau-né n'est pas imaginé dans sa concrétude effective de chair et d'os, de sécrétions amniotiques, urinaires ou fécales, de traces de sang et de lanugo, mais plutôt comme un nouveau-né déjà langé, parfumé, soigné, lavé et surtout regardant et souriant (le sourire et le regard comptent parmi les grands critères d'humanisation dans la conscience collective).

Tout au long de la grossesse, les représentations de cet enfant imaginé se rapprochent peu à peu de la réalité anatomique de l'enfant à la naissance, instaurant ainsi un écart supportable et cependant suffisant pour entraîner le bébé dans la spirale du désir de ses parents. Si l'écart demeure trop grand, il peut y avoir déception, voire dégât de la part des parents. Si l'écart est trop réduit, la rencontre avec le nouveau-né est alors source de jouissance et non pas de désir pour les parents qui dès lors ne peuvent pas tirer en avant leur enfant dans le sens de son développement psychoaffectif.

L'ENFANT NARCISSIQUE

C'est celui que Freud a décrit dès 1914 dans son célèbre article sur le narcissisme, sous le terme de « *His majesty the baby* ». Cet enfant narcissique est le dépositaire de tous les espoirs et de toutes les attentes des parents. Tout ce qu'ils n'ont pas pu faire, tout ce qu'ils n'ont pas réussi, tous leurs idéaux manqués, leur enfant sera chargé de le réaliser et de les dédommager ainsi de leurs éventuels regrets et de leurs diverses frustrations. C'est d'ailleurs le principal « mandat transgénérationnel » (S. Lebovici) qui incombe aux enfants : il se révèle parfois lourd à porter.

Quoi qu'il en soit, une chose est de souhaiter consciemment que nos enfants fassent mieux que nous, une autre est de l'accepter profondément et sans rivalité ou jalousie inconscientes. Aussi, même si pour chaque parent, l'enfant demeure tout au long de la vie un objet narcissique particulièrement important et investi, il ne peut cependant y avoir d'amour parental absolument dépourvu d'une certaine ambivalence.

L'ENFANT MYTHIQUE OU CULTUREL

Chaque époque, chaque société, chaque groupe culturel a ses représentations spécifiques de l'enfance et celles-ci imprègnent, qu'on le veuille ou non et qu'on le sache ou non, le fonctionnement psychique des adultes qui composent ces groupes, à savoir les parents ou les futurs parents.

Dans notre société, par exemple, l'enfant est devenu de plus en plus précieux (parce que de plus en plus rare compte tenu de la diminution progressive de taille des fratries), de plus en plus tardif (l'âge des mères à la première grossesse a régulièrement augmenté jusqu'à ces dernières années) et se doit également d'être de plus en plus parfait (au fur et à mesure que les techniques biomédicales prénatales et périnatales progressent). Les victoires progressives sur l'infertilité des couples et les avancées considérables de l'Assistance médicale à la procréation n'ont fait que renforcer ces différents courants d'évolution. Mais, dans le même temps, l'enfant se doit d'être le plus rapidement possible autonome, c'est-à-dire le moins longtemps bébé afin de ne pas trop interférer avec le travail des parents, qui est souvent prioritaire avant la naissance de l'enfant et qui doit ensuite être rapidement repris.

Le trait est sans doute un peu forcé, mais il comporte cependant sa part de vérité. On notera, par exemple, que les prétendus progrès de la puériculture vont souvent dans le sens d'un éloignement progressif mais rapide du corps du bébé et de celui de l'adulte (pensons aux petits transats qui permettent de donner le bain aux bébés sans risque de glissade... ou de noyade !). Comme s'il fallait qu'assez vite, le bébé dispose de son propre espace corporel et comportemental, distinct de celui de ses parents. Sociologiquement, au moins, la fusion n'est plus à la mode.

Au terme de cette brève recension, on comprend que ces divers groupes de représentations s'élaborent progressivement, que certaines de ces représentations se construisent ou se remanient pendant le temps de la grossesse et que de ce fait, si celle-ci se voit prématurément interrompue, le psychisme des parents ne soit pas alors en mesure d'accueillir l'enfant dans de bonnes conditions. Nadia Stern-Bruchweiler a montré qu'une telle impréparation peut aussi s'observer dans les cas où le terme de la grossesse est normal mais où le travail d'élaboration psychique des parents n'a pu être mené à bien. Elle parle alors d'accouchement psychiquement (et non pas physiquement) prématuré. La question se pose donc, à l'inverse, de savoir si des parents peuvent être prêts à accueillir psychiquement leur enfant quand il est né de manière prématurée.

Ce risque de prématurité psychique est renforcé par le fait que le monde de la réanimation est un monde étrange dont la ressemblance avec celui des voyages interplanétaires a été souvent notée par les visiteurs. La narration de l'histoire de l'enfant à travers la grossesse est souvent stoppée et projetée dans un futur inconnu, aux rites différents de notre monde puisqu'il côtoie celui de la mort et de la résurrection.

Les acteurs de cette histoire du futur seront des savants, étrangement vêtus et à la haute technologie incompréhensible et sophistiquée. Ce sentiment d'être pris dans une histoire de science-fiction est souvent évoqué par les parents, car il s'agit bien pour eux d'une fiction, de quelque chose qui ne peut pas être vrai, dans un vécu proche de la dépersonnalisation, avec l'impression de se voir du dehors « comme dans un mauvais téléfilm américain », entendons-nous souvent dire.

À la fois science et fiction ; technologie et cauchemar ; toute-puissance et drame : ces extrêmes se nouent dans un vécu traumatisant. Les paroles humaines des soignants-réanimateurs et le temps accordé à une préparation des parents lors de leur première visite dans le service sont absolument primordiaux. Et ces paroles, il faudra les répéter dans les jours qui suivent, tant la première visite s'apparente plus à un choc traumatique qu'à une réelle rencontre entre êtres humains.

CHAPITRE 4

Marc : un bébé donné pour mort

Je n'arrive pas à parler de ce qui m'est arrivé ces derniers mois. Je suis une drôle de mère, et je me rends bien compte que mon histoire n'est ni banale ni surtout facile à raconter.

Je suis en quelque sorte une mère d'abord « indigne », qui est devenue ensuite une mère « normale ». Tout cela entre guillemets, bien sûr, car rien n'est simple. Et je voudrais surtout que personne ne me juge, j'ai déjà bien assez de mal avec mes propres remords. Mon histoire est terrible, j'en conviens. Je crois que mon mari au moins m'a comprise, et c'est cela en tout cas qui compte pour moi. Je vais essayer de vous raconter ce qui s'est passé, ce n'est pas simple, mais cela m'aidera peut-être à voir plus clair dans ce que j'ai vécu. C'est franchement inhabituel et je préférerais que les lecteurs sensibles s'abstiennent de lire mon témoignage.

J'avais un mari et une petite fille que j'aimais et que j'aime toujours. Tout allait bien. Nous étions une famille tout à fait normale. Et puis j'ai été enceinte. Cela aussi était normal et très bien. Jusqu'à six mois de grossesse, tout s'est bien passé, les échographies étaient strictement normales, nous étions tous les trois très heureux. J'avais seulement beaucoup grossi, beaucoup plus que lorsque j'étais enceinte de ma fille.

À six mois, les événements se sont précipités, car j'avais un excès de liquide amniotique. On m'a hospitalisée, les médecins espéraient prolonger ma grossesse d'une semaine encore. J'ai subi différents examens qui servaient à je ne sais trop quoi, sinon à m'affoler. On m'a fait une amniocentèse. Pour moi, cela voulait purement et simplement dire que les médecins voulaient un caryotype parce qu'il y avait un risque de mongolisme pour le bébé ! Cela a fait naître des angoisses que je n'avais pas avant.

J'ai traîné ainsi pendant huit jours, avant que l'accouchement ne soit vraiment déclenché. J'ai perdu les eaux un matin à sept heures trente, mais je n'ai pas accouché tout de suite. Cela a mis encore deux jours. Les médecins défilaient les uns après les autres, ils ne paraissaient rien comprendre. Ils étaient inquiets, sans doute. Et moi, donc !

Je me rappelle surtout une femme médecin qui est venue me voir et qui m'a dit d'un air sentencieux : « De toute façon, votre bébé est très malade. » Moi, effarée, je l'écoutais et en même temps je pensais : elle n'a aucun moyen de savoir, elle m'ausculte, un point c'est tout, elle ne peut être sûre de rien. D'autres me disaient : « Vous êtes jeune, vous ferez un autre bébé... »

Quand j'ai finalement accouché, je me suis dit : « Tant mieux, tout est enfin fini. » Je voulais mettre un point final à cette grossesse à laquelle personne ne croyait. Ils avaient tant fait que moi non plus je n'y croyais plus du tout. Pendant l'accouchement, ils n'avaient même pas mis de monitoring au bébé, ce qui prouve bien qu'ils se foutaient complètement de lui. Pourtant, à l'échographie qu'ils avaient pratiquée peu de temps avant, ils avaient vu que le cœur du bébé battait, mais ils pensaient, pour des raisons que je n'ai jamais sues ni comprises, ni eux non plus d'ailleurs, que le bébé ne survivrait jamais à l'accouchement.

Je me souviens d'une sage-femme, très sympathique, qui voulait savoir si je désirais voir le bébé « dans tous les cas ». Cela signifiait quoi, au juste, dans son esprit ? Je voulais accoucher, je voulais que tout soit fini, je voulais qu'on ne parle plus de tout cela et donc je ne souhaitais pas voir le bébé. Je craignais d'être encore plus malheureuse si le bébé devait mourir, ce qui était certain dans leur esprit à tous.

J'ai accouché, j'ose le dire, presque seule. Mon accouchement entraînait une sorte d'affolement, et aussi de paralysie, dans le service. Il y avait trop de monde, et, moi, j'étais un cas trop difficile. Je ne sais pas au juste. En tout cas, j'ai fini par accoucher, je n'ai pas vu le bébé ; mon mari l'a juste aperçu quelques secondes.

Ensuite, on m'a installée dans le service de gynécologie, pas en maternité. Quelle délicatesse ! On m'a dit que le bébé était vivant, mais qu'on lui donnait au maximum cinq jours à vivre, pas davantage.

Mon mari et moi, d'un commun accord, et pourtant sans jamais en parler vraiment, nous n'avons pas voulu déclarer le bébé. À la famille, nous avons tout de suite dit qu'il était mort à la naissance.

Il paraît qu'en général les parents veulent que les médecins fassent l'impossible pour sauver leur bébé. Nous, on ne savait pas précisément ce qu'il avait, mais on ne voulait simplement pas qu'on le sauve. C'est difficile à dire, mais on voulait que la page soit tournée, on ne voulait plus entendre parler de ce bébé. On voulait tout recommencer bien, recommencer à zéro.

Je ne sais pas exactement ce qui s'est passé après mon accouchement. Il semble que le bébé ait été admis dans le service de réanimation.

Pendant tout ce temps, j'ai rencontré deux sortes de personnes, celles qui comprenaient parfaitement le désintérêt que j'avais pour le bébé, et celles qui pensaient que, quoi qu'il lui arrive, il fallait que je le voie, juste pour pouvoir en faire mon deuil après. Moi, je ne voulais rien savoir. J'étais obsédée par ce qu'il deviendrait si jamais il survivait : pourrait-il marcher, parler ? Comment serait-il à cinq ans ? Serait-il autre chose qu'un « légume » ?

Cette idée m'était intolérable. Je ne pouvais absolument pas imaginer vivre avec un « légume » dans ma maison. Comment, d'ailleurs, faire admettre cela à ma fille ? C'était tout simplement inimaginable. Je ne pouvais pas. Tout sauf ça.

Il valait mieux qu'il soit mort, même si c'est horrible à dire. J'ai le courage de le dire : je ne pouvais tout simplement pas. Je ne pouvais pas imaginer une seconde vivre avec un enfant handicapé, je ne pouvais pas envisager de ne plus travailler. Les médecins auraient fait soi-disant leur travail, ils nous l'auraient rendu sous une forme vivante mais invivable au jour le jour. Je ne pouvais pas. Comprenne qui peut...

Et, malgré tout le bébé continuait à vivre. Personne autour de nous ne le savait, puisque, bien sûr, on avait dit qu'il était mort. Personne ne le soupçonnait.

En réanimation, ils ont voulu qu'on donne au bébé un prénom. Il y avait un prénom que nous aimions beaucoup, mais celui-là, nous préférions le garder en « réserve » pour le prochain bébé qui, lui, vivrait ! Alors, nous avons choisi un prénom que nous aimions bien, sans plus. Nous avons choisi Marc. Nous n'y avons pas adjoint de second prénom. Souvent, on donne le prénom des grands-parents, mais nous, on ne voulait pas leur porter malheur.

Ainsi existait donc Marc, mais nous avions déjà décidé que, lorsque Marc mourrait, nous ne lui ferions pas d'enterrement, que nous donnerions son corps à la science, comme on dit.

Mon retour à la maison a été très difficile. Cela m'était insupportable de voir les autres mères qui promenaient, radieuses, leur bébé dans un landau. Ma belle-sœur justement venait d'accoucher d'un superbe bébé. Et moi, j'avais fait une sorte de « canard boiteux », un bébé ni mort (pour nous) ni vivant (pour les autres), un bébé que je ne pourrais jamais montrer avec fierté. Pourquoi était-ce tombé sur moi ? Je me sentais maudite. Pourtant, certains soirs, avant de m'endormir, j'imaginais Marc dans sa couveuse, qui appelait : « Maman, Maman… » Dans ma tête, tout se bousculait.

Mon mari n'a pas osé me dire qu'il était allé voir Marc dès qu'il avait douze jours. Je crois qu'il me comprenait et qu'il ne voulait pas me forcer à accepter ce bébé. Il savait que, pour moi, c'était intolérable ; il respectait ma façon de voir les choses.

Comme il devait être partagé entre le bébé et moi !

Et puis un jour, cela faisait déjà un mois que Marc était né, quelqu'un, je ne sais plus qui, m'a conseillé de rencontrer le pédiatre qui s'occupait de Marc. D'un coup, tout a changé. De noir, tout est devenu rose. J'ai appris que tous les examens effectués (scanners, radios, prises de sang, etc.) étaient rigoureusement normaux.

Alors… alors, j'avais simplement fait un bébé normal, et personne ne me l'avait dit. Je redevenais une mère normale. Plus rien n'était comme avant.

Je me suis précipitée un samedi, je m'en souviens comme si c'était hier, dans le service de réanimation. J'avais le sentiment de voler et, aussi, très peur de m'évanouir en découvrant Marc. En entrant dans sa chambre, j'ai découvert un tout petit bébé, avec des fils partout, mais plutôt moins que ce que m'avait dit mon mari pour me préparer à cette rencontre. Un tout petit bébé, mais magnifique, avec une bouche bien dessinée (c'est ce qui m'a frappée en premier), un tout petit nez… Comme il était beau !

Ainsi le cauchemar était terminé. Marc allait de mieux en mieux au fil des jours, je n'avais plus qu'à oublier ce mois entier de vide total dans ma vie. Dans la sienne aussi… J'étais redevenue du jour au lendemain une mère normale, la mère d'un bébé normal, qui avait encore quelques problèmes, quelques fragilités, mais surmontables petit à petit grâce aux médecins et à mon amour. En somme, j'avais accouché une nouvelle fois, à un mois. Et cette fois-là était la bonne !

Par la suite, quand Marc avait une petite rechute, une petite infection, je disais : « Mon Dieu, vous ne me l'avez pas pris jusque-là, vous n'allez pas me le prendre maintenant ! » Personne ne me l'a pris, il va de mieux en mieux. Il faut seulement que ses poumons grandissent un peu.

Plus je regarde en arrière, moins je comprends ce qui s'est passé. Je sais seulement que ce sont les médecins qui n'ont rien compris à sa naissance et qui, le croyant beaucoup plus malade qu'il ne l'était, se sont trompés en ne lui donnant que cinq jours à vivre. À partir de là, le désespoir, l'horreur, puis le désintérêt pour Marc se sont installés en moi.

J'ai eu beaucoup de mal à sortir de ce gouffre dans lequel je m'étais littéralement enfoncée. Quand je pense que nous avions dit à toute la famille que Marc était mort, et qu'après il a fallu leur annoncer qu'en fait, il était bel et bien vivant ! Je revois encore la tête de mes parents ! Ils m'ont vraiment prise pour une folle, et ils n'avaient pas tort !

Dans toute cette histoire, j'ai le sentiment que personne ne m'a bien comprise et que personne n'a véritablement cherché à me parler. Peut-être étais-je trop malheureuse pour pouvoir entendre une seule petite parole positive, je ne sais plus. En tout cas, maintenant, j'essaie d'oublier, de refermer le trou noir.

Aujourd'hui, Marc a sept mois, mais en âge corrigé il n'en a que quatre. Les médecins (que dorénavant j'écoute) pensent qu'il ne rattrapera son âge réel que vers deux ans. Des problèmes, tous les jours, il en surgit de nouveaux, plus ou moins graves. Je suis capable de les assumer, car je sais qu'un jour Marc sera un petit garçon comme les autres, qui parlera, rira, marchera, taquinera sa sœur, qu'on ne se retournera pas sur mon passage en pensant : « La pauvre femme qui va vivre toute sa vie avec un enfant légume ! »

Je ne pouvais pas imaginer pour moi l'anormalité de mon enfant. J'ai sans doute été pendant un mois une mère indigne, mais je crois que j'ai rattrapé depuis le temps perdu. Marc me sourit dans son petit berceau et personne n'a le droit de me juger. Je ne souhaite simplement à personne de connaître ce que j'ai vécu. Parfois, tout de même, je me demande s'il lui restera des marques, des traces de cette période atroce pendant laquelle il était né, mais où il n'en finissait pas de ne pas mourir, sans être vraiment vivant pour les humains.

L'histoire médicale de Marc racontée par le pédiatre

Marc est né dans une maternité parisienne, de parents âgés d'une trentaine d'années chacun. Ils ont déjà un enfant de deux ans et demi.

Cette grossesse a été désirée et régulièrement suivie. Tout s'est bien passé jusqu'au terme de vingt-huit semaines d'aménorrhée (six mois et une semaine de grossesse) où l'on découvre qu'il existe un excès de liquide amniotique ainsi qu'un œdème et une macrosomie du fœtus (le bébé est trop gros pour son âge).

La mère est alors transférée dans une autre maternité, à proximité d'un service de réanimation, afin que l'enfant puisse être pris en charge rapidement en cas d'accouchement prématuré ou de problème médical grave à la naissance. L'échographie de contrôle, pratiquée à l'admission, confirme les précédentes données échographiques initiales qui ont fait évoquer le diagnostic d'anasarque fœto-placentaire (voir glossaire). Afin d'éliminer une pathologie cardiaque, une échocardiographie est effectuée par un cardiopédiatre ; elle se révèle normale.

Devant l'aspect clinique d'anasarque fœto-placentaire, un prélèvement de sang du fœtus, à travers le ventre de la mère, est indispensable pour pouvoir procéder à des analyses biologiques et chromosomiques. Les premiers résultats ne permettent pas de trouver de cause particulière et facilement curable à l'origine de la situation ; ils conduisent à éliminer l'éventualité d'une incompatibilité entre le sang de la mère et celui du fœtus, qui aurait pu être soignée. Les hypothèses diagnostiques s'orientent alors vers une infection virale ou une anomalie chromosomique malformative. Dans les deux cas, le risque de décès ou de séquelles graves est très élevé.

UN MAUVAIS PRONOSTIC

Trois jours après la ponction de sang fœtal apparaissent des contractions utérines qui annoncent le début d'un accouchement prématuré. Le risque qu'une telle ponction déclenche un accouchement prématuré est d'environ 2 %, et les obstétriciens en informent toujours les futurs parents.

La mère a reçu un traitement médicamenteux afin d'arrêter les contractions et de retarder l'accouchement, mais ce traitement est resté sans effet. En raison du terme très peu avancé de la grossesse et du très mauvais pronostic lié à la pathologie de l'enfant, la décision a été prise de faire naître le bébé par voies naturelles afin d'éviter à la mère l'impact d'une césarienne. La surveillance du rythme cardiaque fœtal par le monitoring n'a pas été effectuée pendant l'accouchement, car son seul intérêt est de repérer des signes d'alarme en vue de pratiquer une césarienne en urgence. La décision de césarienne ayant été écartée, il n'y avait pas de raison d'effectuer cet enregistrement cardiologique.

Au début de l'accouchement et devant l'impossibilité de

le retarder, l'équipe obstétricale de garde demande l'avis du chef de service sur l'attitude à adopter après la naissance du bébé, probablement atteint de malformation grave. Celui-ci conseille au pédiatre de prendre la décision qui sera jugée la moins mauvaise en fonction de l'état clinique de l'enfant et de sa viabilité.

LE MIRACLE DE LA VIE

À la naissance, Marc montre des signes de vitalité qui permettent au pédiatre de procéder à des manœuvres de réanimation et à la mise en place d'une ventilation artificielle avant son transfert dans le service de réanimation.

Le séjour en réanimation est très difficile à la fois pour l'enfant, pour l'équipe soignante et pour les parents. L'équipe reçoit un enfant gravement malade, avec un diagnostic encore inconnu, et qui risque d'être abandonné par ses parents. Marc présente une anasarque fœtale associée à une hypoplasie pulmonaire qui correspond à un défaut de développement des poumons. Cette anasarque est jugée grave à la fois par sa nature et, plus fondamentalement, par sa cause : l'éventualité d'une malformation n'est pas encore exclue à ce moment-là.

Au cours de ses premières semaines de vie, l'état de Marc reste très préoccupant. Ce n'est qu'à partir de la troisième semaine qu'il commence à s'améliorer. Durant cette période d'hospitalisation, le diagnostic de malformation des canaux lymphatiques pulmonaires et intestinaux est établi.

Dans le cas de Marc, le pronostic était essentiellement lié à l'importance de l'hypoplasie pulmonaire, malformation grave qui nécessite le maintien prolongé de la ventilation artificielle. Par la suite, l'évolution s'est faite vers une amélioration relative, qui a rendu possible, vers le quatrième mois, une trachéotomie permettant de poursuivre la ventilation artificielle tout en autorisant à l'enfant une plus grande liberté des mains et des pieds. La trachéotomie permet également-ment l'alimentation par la bouche et évite aussi le recours à un gavage prolongé.

Marc est rentré chez lui vers l'âge d'un an, encore porteur de sa canule de trachéotomie. Ce retour était demandé et attendu par les parents ; il a été minutieusement préparé par la collaboration des parents et de l'équipe du service. Six mois après, il a fait des progrès considérables, à la fois sur le plan psychomoteur et respiratoire.

La canule de trachéotomie a pu être retirée vers l'âge de dix-huit mois. Après la décanulation, Marc a réintégré définitivement son domicile et il a pu prendre sa place de membre à part entière au sein de sa famille. Il est scolarisé normalement, comme les enfants de son âge.

LA QUESTION DU DIAGNOSTIC PRÉNATAL

À travers le témoignage de sa mère, dont une partie est forcément subjective, l'histoire de Marc relance le débat autour de l'information des parents et des difficultés du diagnostic prénatal. L'annonce du risque de handicap ou de la maladie du fœtus a fait brutalement basculer la mère de Marc dans l'après-accouchement : un processus de deuil anticipé et de rejet du bébé a commencé dès l'instant où l'image échographique a montré un enfant malade.

Les obstétriciens se doivent d'informer le plus claire-ment possible les parents ; ils doivent aussi obtenir leur adhé-sion pour pouvoir « traverser » le corps de la future mère afin d'accéder au corps du fœtus : cet accès est parfois indispen-sable d'un point de vue diagnostique et thérapeutique. Certes, cette information claire passe dans certains cas par l'annonce d'une maladie grave ou éventuellement mortelle, mais le véritable problème est lié à la manière dont l'annonce est faite, car cette annonce peut générer de multiples angoisses.

Une information bien mesurée, progressive et adaptée à chaque couple favorise indéniablement l'adhésion des parents au projet thérapeutique proposé par l'équipe médicale. C'est un sujet de réflexion extrêmement important pour tous les professionnels dans le champ du diagnostic anténatal.

Le travail de réanimation relationnelle vu par la psychologue

Nous avons vu comment la maman raconte ce qui lui est arrivé. Voici maintenant les « traces » de cette histoire telles qu'elles apparaissent dans le cahier de liaison servant de lien entre les différents membres de l'équipe du service de réanimation.

NOTES DE SERVICE

3 février
(L'assistante sociale)
Coup de téléphone d'une collègue venant de voir la mère de Marc à la maternité. La maman attend la mort de l'enfant. Elle n'a toujours pas voulu le reconnaître. La famille ignore que le bébé vit.

8 février
(La psychologue de réanimation)
Appel de l'assistante sociale du service de chirurgie infantile qui a vu les parents dans le cadre du remplacement de sa collègue de maternité. La mère est sortie mardi. Elle va les appeler pour tenter une consultation commune entre elle, moi et les parents. Peut-être demain. Le père doit voir demain le pédiatre de maternité et peut-être, ensuite, l'assistante sociale.

93

9 février
(La psychologue de réanimation)
Appel de la pédiatre de maternité. Les parents sont encore choqués, mais ont un bon contact. Elle leur a proposé de me contacter, ou un autre psychologue. Ils ne semblent pas du tout prêts à venir en réanimation. Ils ont dit à tout le monde que le bébé était mort. Ils sont sûrement en train de vivre un deuil anticipé, mais ils n'ont pas parlé d'abandon. Il faut sans doute respecter leur éloignement actuel, ne pas les harceler et laisser se faire un éventuel travail psychique de réinvestissement progressif de l'enfant.

10 février
(La psychologue de réanimation)
L'assistante sociale a vu les parents de Marc hier soir. Ils vont prendre des nouvelles par téléphone. Si, dans une dizaine de jours, l'état de Marc est stationnaire, ils prendront rendez-vous avec l'un des médecins du service de réanimation.

15 février
(La psychologue de réanimation)
Le papa de Marc a appelé pour la première fois (Marc a un peu plus de quinze jours). Il viendra, sans sa femme, rencontrer les médecins et peut-être voir Marc.

17 février
(La psychologue de réanimation)
Nous avons vu le père, un médecin et moi. Le père explique bien les soubresauts émotionnels par lesquels ils sont passés. Entretien difficile. Le papa a vu son enfant de l'extérieur de la chambre. Il va parler à sa femme de l'environnement de Marc. Peut-être viendront-ils bientôt. Il faut respecter leur rythme.
La sœur de Marc qui a trois ans ne pose plus de questions

sur son frère, et les parents sont restés dans le vague vis-à-vis d'elle. Marc est cru mort par la grand-mère paternelle.

Accompagner les parents dans la chambre pour les entourer.

22 février
(La psychologue de réanimation)
La maman a appelé pour avoir des nouvelles. Ils viendront peut-être ce week-end.

27 février
(La psychologue de réanimation)
La maman est venue (Marc a presque un mois). Elle est restée longtemps. Bon contact avec son enfant. Elle a posé beaucoup de questions à l'infirmière de référence. Le médecin responsable du service n'a pas parlé de problèmes neurologiques. Elle l'a poussée à toucher son enfant.

5 mars
(La psychologue de réanimation)
La maman de Marc est venue une nouvelle fois. Bon contact. Pose beaucoup de questions sur son enfant. Elle et son mari sont toujours les seuls de la famille à savoir qu'il est en vie ; ils sont obligés d'employer diverses ruses pour venir le voir à l'hôpital.

Ils n'osent pas annoncer la nouvelle à la grand-mère qui est cardiaque…

Ils aimeraient bien s'entretenir avec la psychologue du service pour savoir comment gérer cette situation délicate.

Le père vient demain.

8 mars
(La psychologue du service de réanimation)
J'ai appelé la maman de Marc. Elle viendra sans doute

jeudi. J'essaierai de la voir à ce moment-là. Bon contact téléphonique.

15 mars

(Notes de la psychologue)

J'ai vu la maman jeudi dernier et aujourd'hui. Petit à petit, je pense que le père va pouvoir accepter l'idée de parler de Marc à sa famille et à sa fille Nancy. La mère le souhaite et le pousse dans ce sens.

Le papa reviendra demain. Je suis à sa disposition s'il désire me voir.

23 mars

(Notes d'un médecin du service)

Ça y est ! Les parents ont révélé l'existence de Marc à sa grand-mère. Les choses se sont plutôt bien passées. Elle viendra le voir à travers la vitre.

La maman est très soulagée, mais déçue de constater que Marc s'est réaggravé durant le week-end.

27 mars

(Marc a deux mois)

Première visite de la grand-mère qui est rentrée cinq minutes dans la chambre.

Très émue, elle a trouvé son petit-fils (son seizième petit-enfant !) très beau.

LA RECONNAISSANCE DE L'ENFANT PAR SES PARENTS

Ces notes mettent en évidence l'importance et l'intensité des liens entre le service de maternité et le service de réanimation néonatale, lors du transfert d'un enfant après un accouchement prématuré et quand il existe un pronostic très sombre pour l'enfant. Ainsi, durant de longues semaines, alors que les médecins s'occupaient de la réanimation de

Marc, une autre forme de réanimation était en cours : redonner vie aux liens relationnels entre Marc et ses parents.

De très nombreux échanges téléphoniques ont eu lieu entre les deux services de maternité et de réanimation, entre tous les professionnels concernés par l'histoire de Marc, ceux du champ somatique comme ceux du champ psychique. De nombreux entretiens, d'abord téléphoniques puis directs, ont pu être initiés avec les parents et les soignants. Contrairement à la réanimation respiratoire, qui peut parfois évoluer vers la chronicité, la « réanimation relationnelle » se situe toujours dans l'aigu et elle se doit d'aboutir, sinon elle involue.

Dans cette histoire, le travail a duré environ un mois, riche d'émotions, de passion et d'incertitudes aussi. Nous avons « contenu » Marc pendant tout ce temps avant de passer le relais aux parents. Le réseau de paroles instauré (impliquant le pédiatre de maternité, les assistantes sociales de maternité et de réanimation, les psychologues de maternité et de réanimation, les réanimateurs, les infirmières, les parents...) a eu une fonction de contenance et de portance, c'est-à-dire de réanimation psychique pour l'enfant et ses parents. Les identifications projectives ambivalentes de la mère et des parents sur l'équipe ont donné lieu à de nombreuses discussions amenant progressivement l'établissement de liens et d'un processus de reconnaissance mutuelle entre l'enfant et ses parents.

Par la retranscription du cahier de liaison où se trouvent recueillies les paroles simples mais primordiales de chacun des intervenants des différentes équipes, nous avons voulu mettre en évidence la violence liée au transfert d'enfant en réanimation à la suite d'un accouchement déjà considéré comme un début de deuil (puisque l'enfant n'était théoriquement pas viable) et la difficulté du travail d'accueil des parents. L'équipe, s'occupant ici d'un bébé « orphelin », pressait pour que les parents se présentent. Il importait, pourtant, de respecter leur impossibilité immédiate de (ré)investissement de cet enfant si différent de leur enfant imaginaire, mais aussi si différent de ce qui avait été annoncé, puisque si peu désireux de mourir. C'est tout un tissage de paroles, de coups de téléphone, de discussions professionnelles que les deux équipes de maternité et de réanimation ont dû mettre en place pour tenter de re-tramer la béance provoquée par cette naissance prématurée et par cette mort annoncée. Telle est ce que nous pourrions appeler la fonction de « portance » qui est venue relayer le désinvestissement psychique de l'enfant par la mère.

Effraction corporelle de l'accouchement en catastrophe, effraction psychique des désinvestissements et des réinvestissements psychiques successifs : autant de césures, de blessures et de brisures dans la continuité auxquelles nous avons tenté de répondre par un maillage de paroles, l'instauration d'enveloppes de sens, d'une « peau de mots », comme aurait dit Didier Anzieu, afin de créer une enveloppe globale suffisamment solide autour de l'enfant nu.

Que l'histoire de Marc puisse exister dans le registre du transgénérationnel nous a semblé une véritable naissance – ou renaissance – symbolique et c'est pourquoi sa chambre a été ouverte à la grand-mère, ce qui est habituellement interdit.

La violence des affects de la mère de Marc à l'égard de son fils n'a pas été sans répercussion sur l'équipe. Des moments très intenses ont eu lieu entre elle et deux infirmières : l'une porteuse des projections négatives et destructrices ; l'autre porteuse, au contraire, de toute sa maternalité. Il a fallu longuement discuter entre nous pour remettre les choses à leur place et tolérer ce qui était indispensable à l'économie psychique de la mère, à savoir la projection hors d'elle de ses affects mortifères et de ses motions d'espoir.

De très nombreux entretiens psychologiques ont suivi ces premiers contacts puisque Marc est resté un an avec

nous, cet enfant dont on peut lire dans le dossier médical :
« Prématurissime de vingt-neuf semaines, anasarque non
immunologique en rapport avec une lymphangiectasie.
Maladie des membranes hyalines. Hypoplasie pulmonaire.
Dysplasie broncho-pulmonaire. Souffrance fœtale aiguë.
Leucomalacie périventriculaire cicatrisée. Cure-chirurgicale
d'hernies inguinales bilatérales et d'une hydrocèle bilatérale.
Pyélonéphrite. »

Aujourd'hui, c'est un enfant plein de vie et qui a
combattu pour nous faire espérer, qui a su rendre sa mère
fière d'elle et de lui, qui a conquis toute l'équipe et qui est
rentré chez lui (avec sa machine respiratoire) en présentant
un développement affectif et psychomoteur tout à fait rassurant à ce jour.

CHAPITRE 5

Alexandre : une si longue histoire

Aujourd'hui, en ce mois de juillet 1997, Alexandre joue dans le jardin. Par la porte ouverte, je le vois ramasser des pommes tombées de l'arbre cette nuit. Depuis trois jours, sans en parler au médecin, j'ai décidé de supprimer, d'abord partiellement puis entièrement, l'aide respiratoire qu'il a dans la journée, car je sens qu'il n'en a plus besoin.

Comme il est beau comme ça ! Un vrai petit garçon comme les autres ! La nuit bien sûr, il garde sa ventilation, cela lui permet de mieux se reposer. J'ai peut-être eu tort de prendre seule cette initiative, mais j'ai toujours su ce qui était bon pour Alexandre. Depuis le début, toujours ! Je souris en le voyant si gai dehors. Et puis je regarde la nature morte que je viens juste d'accrocher au-dessus de la cheminée. Ce bouquet de fleurs multicolores dont je suis si fière, c'est moi qui l'ai peint. Celui-là et les autres tableaux, on peut dire qu'ils m'ont aidé à vivre. Sans ce cours de dessin du lundi après-midi, aurais-je tenu le coup, pendant ces longues semaines, ces longs mois, ces longues années ?

Ces quelques heures passées chaque semaine à ne m'occuper que de moi, c'était une bouffée d'oxygène pour toute la semaine, je faisais le vide. On ne peut pas dire que j'étais douée, mais c'était un rêve d'enfant que de peindre. Et juste, il y a eu ce cours de dessin qui s'est ouvert dans le village, au moment où j'en avais le plus besoin.

La rencontre avec d'autres femmes, anonymes, qui ne savaient rien ou quasiment rien de mes problèmes et qui me considéraient comme une mère « normale », quel bien-être ! Être seulement une après-midi par semaine une mère comme les autres ! Oublier tout. Se laisser aller seulement à la joie des couleurs, aux affrontements des taches diverses, sentir la toile s'animer sous ses doigts... Et puis refermer son carton à dessins jusqu'à la semaine suivante, heureuse ou déçue selon les fois, mais remplie d'un bonheur intense de la création palpable dans la minute. Le dessin pouvait être raté, mais lui au moins il ne mourrait pas... Aucune force au monde n'aurait pu me faire manquer ma séance du lundi après-midi.

À part cela, il faut bien dire que ma vie a été diablement occupée, préoccupée par Alexandre et William, les jumeaux. Ils ont aujourd'hui trois ans et demi, ils vont plutôt bien, mais tout n'a pas été rose avant. Je vais vous expliquer ce qui s'est passé.

Ils sont nés par fécondation *in vitro*, après des années d'examens et trois ans d'essais infructueux. À chaque fois, je faisais une fausse couche. J'étais fatiguée, découragée, je grossissais, mais je savais qu'un jour, ça marcherait. Néanmoins, je ne pensais pas que ce serait si difficile. À la troisième tentative, on m'a implanté trois embryons, et deux sont restés.

Ma grossesse s'est déroulée à peu près normalement, mis à part quelques saignements au premier mois et un petit séjour à l'hôpital au cinquième pour une crise intestinale. Quelle peur j'ai eue de perdre les bébés alors qu'il n'y avait finalement rien de très alarmant. Une chose, surtout, m'inquiétait : autant je sentais l'un des deux jumeaux remuer, il prenait d'ailleurs toute la place dans mon ventre, autant l'autre, blotti dans un coin, en haut, me semblait immobile. Je me demandais souvent s'il vivait. Inquiète, je me précipitais chez l'échographiste qui me rassurait : on voyait parfaitement le cœur battre, tout semblait normal. Je repartais, tranquillisée pour un temps, et certains soirs dans mes moments d'angoisse, je regardais, pour me rassurer, le dernier enregistrement vidéo que le médecin m'avait confié. C'est vrai que pendant les derniers mois de ma grossesse, j'ai été habitée par l'idée vague, apparemment injustifiée, que l'un des deux bébés était en difficulté, plus que l'autre qui paraissait se développer normalement.

Au sixième mois de ma grossesse, les choses se sont soudain précipitées. J'ai fait une crise d'hypertension artérielle et une poussée d'albumine qui ont incité ma gynécologue à m'hospitaliser. Ces six semaines d'hospitalisation m'ont permis d'arriver au terme de trente-deux semaines.

Les médecins ont alors décidé de déclencher mon accouchement prématurément. D'autant qu'une échographie, faite à ce moment-là, avait révélé qu'un des deux bébés s'oxygénait difficilement. Le médecin accoucheur m'a dit : « Prévenez votre mari très vite, il y a danger pour vous et vos bébés. Mais entre vous et eux, le choix est fait. »

Comment ne pas entendre qu'il envisageait alors la mort de mes bébés ?

Anesthésie, césarienne, tout est allé très vite. J'ai accouché vers onze heures du matin à la maternité de Melun. Les enfants n'allaient pas bien, ils respiraient mal. J'ai eu très peu de temps pour les voir, quelques secondes peut-être, mais je me souviendrai toute ma vie de leur tête à ce moment-là, juste avant qu'on ne me les enlève et que je ne m'évanouisse.

J'ai compris en reprenant totalement conscience quelques heures plus tard que les choses étaient graves : non seulement ils étaient en réanimation, mais les médecins n'avaient pas jugé prudent de les garder à Melun et les avaient transférés à Saint-Vincent-de-Paul.

Je suis restée dix jours à la maternité de Melun, essayant petit à petit de me remettre, mais j'allais très mal dans ma tête : je ne savais quasiment rien des bébés, sauf ce que mon mari voulait bien me dire, à savoir qu'ils avaient été placés sous assistance respiratoire.

Beaucoup plus tard, j'ai compris que mon mari savait que leur état était très grave, et que lors des trajets qu'il faisait entre Paris où il allait tous les jours voir les enfants et Melun où il venait me retrouver, il s'arrêtait souvent sur le bord de l'autoroute pour pleurer. Le pauvre, il me cachait la vérité qu'à l'époque il était le seul à connaître. Comme cela a dû être difficile pour lui de faire bonne figure devant moi quand, au fond de lui-même, il était horriblement inquiet.

Ce n'est qu'au bout de dix jours qu'ils m'ont laissée partir de Melun et que j'ai enfin pu aller à Saint-Vincent-de-Paul. Quelle joie et quelle angoisse aussi ! J'allais enfin les voir, mais dans quel état ? J'ai tout de même pris le temps, avant mon départ, de faire un brushing et de me maquiller un peu : une maman doit toujours être belle en face de ses enfants !

Mais je m'aperçois que j'ai oublié de vous parler des prénoms des bébés. Cela n'a pas non plus été une affaire simple. En fait, nous n'avions, mon mari et moi, choisi qu'un seul prénom, William. Rien n'était encore décidé pour le second prénom, puisque normalement nous avions encore deux mois pour réfléchir.

Il y a très longtemps, j'avais un copain qui s'appelait William. Ce prénom me plaisait beaucoup ; à mon mari aussi. C'est pourquoi nous étions vite tombés d'accord tous les deux. Alors, lorsque le premier bébé est né, celui qui était le plus en bas, celui que j'avais toujours senti bouger, j'ai dit : il s'appellera William. Mais quand le second est arrivé, celui qui m'avait semblé fragile, aucun prénom n'avait été décidé. Prise de cours, alors que je n'étais plus très consciente, j'ai dit au médecin de demander à mon mari qui attendait dehors et qui a répondu : il s'appellera Alexandre.

Pourquoi donc Alexandre ? Là, c'est toute l'histoire de mon mari. Il a eu une enfance très difficile, sa mère est morte très tôt. Son père, pour de multiples raisons, n'a pas pu s'occuper de lui autant qu'il l'aurait voulu, il a été aidé par des amis très proches et par son grand-père paternel qui s'appelait... Alexandre. Ce grand-père Alexandre a énormément compté pour mon mari, sans doute davantage que son propre père. En choisissant ce prénom, peut-être a-t-il voulu recréer une famille heureuse, normale, qui (re)commencerait avec lui.

Par la suite, et j'en reparlerai, il s'est trouvé que William avait infiniment moins de problèmes de santé qu'Alexandre. Alors, mon mari s'en est voulu, comme s'il se reprochait d'avoir choisi le prénom de celui de nos enfants qui n'allait pas bien : Alexandre, prénom du grand-père qui était déjà mort et, maintenant, prénom du bébé qui allait peut-être mourir. Ce prénom, qui aurait dû lui porter chance, finalement, rebranchait notre bébé sur toutes les difficultés de l'histoire de mon mari. Moi, j'aimais bien ce prénom Alexandre.

En tout cas, je n'avais vu ce bébé qui était né en second que quelques instants, mais quand je suis rentrée dans le service de réanimation de Saint-Vincent-de-Paul, au milieu de tous ces berceaux identiques, dans ces chambres identiques, j'ai tout de suite reconnu mon Alexandre, sans qu'on me le désigne. C'était lui, cette petite crevette qui m'avait déjà, quand il était dans mon ventre, causé tant d'inquiétude. William était dans la chambre juste à côté. Lui aussi, je me souvenais parfaitement de lui, mais il était né le premier et je l'avais vu davantage, puisque, juste après avoir aperçu Alexandre quelques secondes, je m'étais évanouie.

Comme ils étaient minuscules et fragiles, reliés à ces monstres de machines qui enregistraient en permanence leur cœur et leur respiration. Machine et dépendance. Et ce n'était que le début...

Je ne vous raconterai pas la suite dans le détail, c'est trop facile à imaginer. William a pu vite respirer seul. Les médecins ne jugeaient pas utile de le garder à Saint-Vincent-de-Paul, alors il est reparti à l'hôpital de Melun qui était beaucoup plus proche de notre domicile. Là, les choses ne se sont pas passées simplement : il a fait une grave infection intestinale qui a nécessité son retour en chirurgie à Saint-Vincent-de-Paul pendant deux mois et finalement l'opération de sa sténose du pylore.

Toujours est-il qu'à l'âge de quatre mois et demi il a pu rentrer définitivement à la maison. Je ne m'appesantirai pas plus longtemps sur William qui était en quelque sorte sorti d'affaire, même s'il est resté plutôt fragile jusqu'à l'âge d'un an, faisant fréquemment de brefs séjours à l'hôpital. Il était à la maison, c'était déjà beaucoup.

Ma vie n'était pas vraiment facile pour autant. Alexandre était à soixante-dix kilomètres et il me fallait faire garder William pour aller voir Alexandre à Paris, qui était entre la vie et la mort, tous les jours. Comme cela a été difficile de trouver un moyen de garde pour William ! Même quand j'ai réussi à lui obtenir une place à la crèche, à l'âge de dix mois, il tombait malade très régulièrement.

Très tôt, Alexandre a fait une infection généralisée, grave, très grave. Les médecins étaient très réservés sur son avenir. Pourtant, même dans ces moments épouvantables, jamais je n'ai douté qu'il vivrait. Il devait vivre. Et d'ailleurs s'il n'avait pas vécu, je ne crois pas que moi-même j'aurais pu survivre. Comment me serais-je alors occupée de William ? Je ne sais pas, je n'arrive pas à y penser. Et puis, aussi grande soit la confiance que j'avais dans les médecins de Saint-Vincent-de-Paul, je savais que si un jour ils me disaient qu'ils ne pouvaient plus rien faire pour Alexandre, je le prendrais avec moi et que je l'emmènerais dans un autre hôpital parisien dont le service de réanimation est également très réputé.

Je crois en Dieu, certes, j'ai eu plutôt une éducation religieuse, je ne sais pas si c'est cela qui m'a sauvée, qui m'a aidé à penser qu'Alexandre ne devait pas, ne pouvait pas mourir. J'avais eu tant de difficultés à les avoir tous les deux que c'était tout simplement impossible qu'ils ne vivent pas tous les deux. Peut-être tous les deux ne faisaient-ils qu'un pour moi ?

Alors, le matin, je partais en voiture à Paris vers onze heures. Je rentrais vers dix-huit heures chez moi. Ces trajets interminables... Mais j'étais poussée par le besoin quasiment vital d'être avec Alexandre. Souvent je manquais m'endormir au volant. Une fois j'ai même été sauvée de justesse par un camionneur qui, voyant que je changeais bizarrement de file, m'a klaxonnée et réveillée. Rouler comme dans un rêve...

Et, pourtant, il n'y a pas eu un jour où je me sois dit : « Aujourd'hui, je reste à la maison et je me repose. » Je ne pouvais pas vivre loin d'Alexandre. Quand je n'étais pas auprès d'Alexandre, surtout au début, je téléphonais toutes les heures à l'hôpital pour avoir de ses nouvelles, jusqu'à ce qu'un médecin, excédé par mes coups de fil, me dise que l'état d'un bébé ne changeait pas toutes les heures ! J'en ai pris plein la figure ce jour-là. Et pourtant, il avait tort.

Je me souviens d'un soir de la Saint-Valentin, alors qu'Alexandre était à Paris et William encore à Melun, où je suis allée dîner au restaurant avec mon mari. Pour une fois que nous pouvions passer quelques heures agréables ensemble ! Eh bien ce soir-là, William a commencé à avoir l'intestin qui saignait, il était en apnée et il a dû être ramené d'urgence à Paris. Comme j'ai culpabilisé de ce simple dîner au restaurant.

J'aurais voulu être toujours là, toujours disponible pour

l'un et pour l'autre. Et pourtant j'y avais bien droit à cette petite sortie !

Pendant neuf mois, je suis donc venue chaque jour à Paris voir Alexandre, jusqu'à ce que mon mari juge que c'était trop dangereux. Alors je suis venue en train. C'est curieux, sitôt assise dans le wagon, je m'endormais et, quelques minutes avant d'arriver à Paris, je me réveillais. Alexandre et moi, chacun était le fil de la vie de l'autre. Toujours si étroitement liés.

Certaines personnes ont trouvé « admirable » mon attitude à l'égard d'Alexandre durant ces quelque vingt-huit mois où il est resté à Saint-Vincent-de-Paul. Moi je n'y ai rien vu d'extraordinaire. C'était mon devoir de maman et, plus que tout, c'était une évidence. Je ne pouvais être nulle part où il n'était pas. À mon avis, aucune mère n'aurait pu agir autrement.

À sept mois, juste après la grave infection qu'il a eue et pour laquelle le pronostic des médecins était si pessimiste, Alexandre a subi une trachéotomie. Je crois qu'après cela, aussi pénible que cela ait été, sa vie est devenue plus facile. Il était relié à une machine par un long tuyau qui lui apportait de l'oxygène en permanence.

Avec le temps, il a appris à bouger puis à marcher avec cette espèce de cordon ombilical. Moi, j'ai appris peu à peu à lui faire tous les soins. Il ne supportait pas de rester plus de cinq minutes extubé. Alors je lui expliquais : « Je t'enlève ta machine, mais je te la remets tout de suite. » Évidemment, cela devait être très angoissant pour lui d'être ainsi privé d'air. Je lui donnais à manger, je lui montrais des cassettes vidéo, des dessins animés. Je lui avais aussi enregistré des cassettes avec des histoires et des chansons. Aujourd'hui, quand je les écoute, je ne reconnais pas ma voix : je crois vraiment que j'étais dans un état second à ce moment-là, seule avec Alexandre, sans personne avec qui pouvoir véritablement parler.

Certes, mon mari faisait tout pour m'aider, mais il travaillait beaucoup et, malgré cela, venait voir Alexandre tous les soirs. Le pauvre, comme il était fatigué lui aussi. Nous vivions ensemble un peu comme des robots. Il y a peu de temps, il a pu me dire que toute cette période avait été très dure pour lui, qu'il avait eu souvent le sentiment de ne plus exister à mes yeux. Bien sûr, il y avait William et surtout Alexandre si fragile. Je ne pensais qu'à eux tout le temps, je comprends bien qu'il manquait de câlins, mais comment faire ? Le soir il me fallait dormir, essayer de récupérer un peu pour affronter la journée du lendemain qui serait en tout point semblable à celle de la veille.

Ma famille, elle, ne m'a pratiquement apporté aucune aide. Je ne peux pas leur jeter la pierre. Ma mère a eu son propre lot de difficultés avec ses quatre enfants. Ma sœur aussi : l'un de ses bébés est décédé d'une mort subite du nourrisson. Mais, tout de même, j'espérais un peu plus d'aide de leur part, un peu plus de réconfort. Quand je pense que ma mère, qui habite à trois quarts d'heure de chez moi, s'est contentée de me téléphoner et de venir voir Alexandre tous les deux mois !

Heureusement, je pouvais parler avec la psychologue du service, elle était toujours très disponible. Et aussi avec la dame de l'aumônerie. Comme elles étaient en permanence l'une et l'autre dans les problèmes de réanimation, elles étaient bien placées pour comprendre mes moments de désespoir, de ras-le-bol, mes mouvements de révolte contre les médecins et les infirmières, contre la mort tout simplement, ces trop-pleins de sentiments qui me prenaient souvent à la gorge.

Pendant près de deux ans, Alexandre est resté en réanimation sans jamais quitter le service. Après, il a eu le droit de venir le week-end, « en permission » en quelque sorte, avec tout ce que cela suppose de soins à effectuer : nettoyer tous les jours la canule ; toutes les trois heures, la nuit, aspirer pour vider les pièges à eau ; brancher la grosse machine qui fait tant de bruit, mais qui prévient en cas d'arrêt respiratoire. Tous ces soins-là, j'avais appris à les faire. C'était devenu une routine presque agréable, puisque au moins Alexandre était avec nous deux jours par semaine. Nous redevenions une famille presque normale.

Les premiers contacts entre William et Alexandre ont été un peu difficiles : William ne voulait pas prêter ses jouets à son frère. Cela me semblait bien banal. Enfin, des petits soucis d'une maman ordinaire ! Petit à petit, les choses se sont arrangées entre eux.

Alexandre est rentré à « temps plein » à la maison à l'âge de vingt-huit mois et, jusqu'à maintenant, la canule de la trachéotomie est toujours en place. Comme je l'ai dit au début, il n'a plus d'assistance respiratoire la nuit. Il ne reste plus qu'à ôter définitivement la canule et à refermer la trachéotomie. J'aimerais que ce soit moi qui enlève la canule, cette canule qui l'a relié pendant si longtemps à ce long tuyau. Ce substitut de cordon ombilical, il me semblerait normal de le couper une seconde fois.

Alexandre ressemble maintenant à un petit garçon comme les autres. Il est très beau, il est seulement un petit peu plus petit et un petit peu plus maigre que William. La seule chose qui me tracasse, c'est qu'à trois ans et demi, il ne parle toujours pas. Je pense que, lorsque la trachéotomie sera refermée, cela s'arrangera. Car il comprend tout parfaitement, même ses grands yeux noirs rient tout le temps. Il joue et fait les mêmes bêtises que William avec qui il sait se battre maintenant.

Je pense qu'à la rentrée, il ira à l'école. Il faut seulement qu'il soit propre, mais petit à petit il fait des progrès. Cela a été une immense joie de l'inscrire à l'école maternelle : je me sentais une maman tellement maman ! Pendant ces vingt-huit mois dans le service de réanimation, je n'osais imaginer que cela arriverait un jour ! Chaque jour ressemblait tellement au précédent ! Par moments, je croyais que les médecins ne le laisseraient jamais sortir. Drôle de prison en vérité !

Dans la salle à manger, j'ai une photo des deux enfants. William a voulu que nous y ajoutions deux « bulles » comme dans les bandes dessinées. Dans l'une des bulles, William dit : « Pourquoi tu rentres seulement maintenant à la maison ? » et Alexandre répond : « Parce que le Monsieur à la blouse blanche ne voulait pas me laisser sortir ! »

Pour la première fois depuis leur naissance, nous allons partir tous les quatre en vacances, la voiture pleine de machines dont on ne peut pas encore se séparer, mais en vacances tout de même, et avec un tout petit sac de voyage, car il n'y a plus de place dans le coffre. Cela fait si longtemps que je rêvais de vacances avec eux. Il aura fallu attendre trois ans et demi !

Comment je vois l'avenir lointain d'Alexandre ? Parfois, il me semble sans histoire, mis à part la fragilité respiratoire qu'il va sans doute conserver toute sa vie ; parfois, j'ai peur des séquelles qu'il pourrait avoir à cause de toutes les radios qu'il a eues. En fait, les médecins ont peu d'exemples d'enfants ayant survécu avec de tels problèmes, alors ils ne savent trop quoi me dire. Moi, je sais qu'Alexandre s'en sortira toujours. Il ressemble à son papa, il est fort comme lui. Il a en lui une force de vie inestimable. Sans elle, il ne serait sûrement pas là aujourd'hui.

De toutes ces années, je parlerai aux enfants plus tard. J'ai pris des photos, des notes. Je leur raconterai leur histoire. Il ne faut pas qu'ils oublient. De toute façon, comment pourraient-ils oublier ? Ils ont tous les deux des cicatrices multiples, résultats des diverses et nombreuses opérations qu'ils ont chacun subies et sur lesquelles je ne me suis pas appesantie. Un jour, j'ai dit à un médecin : « Je vous ai donné des enfants, c'est vrai qu'ils n'étaient pas complètement finis, mais vous me les rendez avec des coutures partout. » Mais on me les a rendus vivants et cela n'a pas de prix. J'ai mon Alexandre, j'ai mon William, donc je peux être.

Dans l'avenir je continuerai à faire du dessin, mais je n'aurai plus d'autre enfant. Je ne veux jamais revivre tout cela. Et puis, Alexandre a encore tellement besoin de moi. Encore un peu de temps et je crois que je pourrai réaliser mon deuxième rêve d'enfant : apprendre à jouer du piano.

Je ne sais pas si l'histoire que je viens de raconter est intéressante, mais il paraît qu'un livre va être écrit à partir de témoignages de ce genre. Si c'est le cas, j'aimerais vraiment qu'Alexandre et William puissent le lire un jour.

Quand les mères comprennent tout, ou presque

D'une certaine manière, ce récit se suffit à lui-même. Il fait parfaitement sentir les difficultés, les peines et les souffrances que les parents de bébés en réanimation ont eux-mêmes à affronter. Toutefois, il y a aussi, dans l'histoire d'Alexandre, des circonstances : la longueur de son hospitalisation néonatale, son retour à domicile alors qu'il avait encore besoin d'une assistance respiratoire et, enfin, la question de la gémellité.

Ce qui frappe d'emblée dans ce témoignage, c'est l'intuition particulière de la maman qui ressent, dès la grossesse, que l'un des deux jumeaux qu'elle porte ne va pas bien et aussi son sixième sens qui la fait téléphoner au service de réanimation dans les moments où l'état de son enfant s'aggrave. Ce genre de faits est difficile à comprendre, mais plus fréquent qu'on ne le pense. On est saisi également par la force de vie de cette femme et par la conviction qui a toujours été la sienne que ses deux bébés finiraient par se sortir de ce mauvais pas. Comment s'occuper de William si Alexandre était mort ? On accède par là au statut très particulier que les jumeaux possèdent dans la tête de leurs parents : deux font un ou un égale deux, ce qui revient à dire que ce qui arrive à l'un concerne fondamentalement l'autre, que ce soit dans le registre de la vie ou dans celui de la mort.

Un problème important se pose ici sur le plan éthique quand, par le biais des soins nécessaires lors du retour à domicile, la mère se trouve en quelque sorte contrainte de se transformer en « infirmière » de ses enfants. Il n'est pas exclu que cette situation marque à jamais la qualité des interactions parents-enfants, la technique risquant d'entraver la tendresse. En réalité, tout est affaire de cas particuliers, et la mère d'Alexandre semble surmonter de manière remarquable ce risque potentiel.

Quant à l'inscription des enfants, par le biais du choix de leurs prénoms, dans l'histoire transgénérationnelle des parents, ce processus, habituel, se complique évidemment en cas de problème de santé. Il y a là un germe de culpabilité souvent intense pour les parents. Certes, le prénom n'est pas un destin en soi ; cela est clair sur le plan objectif ou rationnel, mais n'empêche en rien les fantasmes. Dans cette famille, William se trouve plutôt inscrit dans l'histoire de sa mère par le biais du prénom de l'un de ses anciens amis ; Alexandre, lui, s'inscrit plutôt dans la filiation douloureuse de son père par le biais du prénom de son grand-père paternel. Des pensées de type magique peuvent alors facilement surgir : si les deux prénoms avaient été inversés, lequel des deux jumeaux aurait été malade ? Surtout, se profile la culpabilité inconsciente du père qui a choisi le prénom du jumeau malade. Par ce choix, il indique le mandat transgénérationnel dont il charge son enfant : celui d'honorer la mémoire de son grand-père bienfaiteur, mais il lui fait aussi courir le risque d'hériter de sa propre ambivalence face à ce grand-père qui, d'une certaine manière, l'a dépossédé de son père défaillant. Dès lors qu'Alexandre ne va pas bien, c'est cette ambivalence paternelle qui se réveille et toute la culpabilité qui s'attache à la dimension agressive inconsciente de cette position psychique paternelle. De tout cela, le témoignage de la mère rend parfaitement compte.

Ce qui arrive aux bébés et aux enfants ne prend sens qu'au sein d'une histoire et notamment de l'histoire de leurs deux parents et de leur famille. Aussi douloureux que cela puisse être, c'est tout de même cette inscription dans une filiation, cette affiliation qui fait des bébés, et même des bébés en difficulté, des individus sociaux à part entière. Même les bébés en réanimation ont besoin, pour se construire psychiquement, d'une histoire qui ne soit pas seulement une histoire médicale ou biologique mais aussi relationnelle. C'est absolument essentiel, et c'est l'un des messages principaux que nous souhaiterions faire passer dans ce livre.

Dans son témoignage, la mère d'Alexandre parle finalement très peu du travail qui a été fait par les soignants. Cette occultation semble témoigner d'un mécanisme d'amnésie ou de refoulement. L'équipe n'est évoquée qu'à propos des conflits qui ont pu avoir lieu, comme si, pour la mère, malmener l'équipe et les médecins était plus facile que de malmener son bébé. Comment, en effet, en vouloir à son bébé quand il est déjà si fragile, quand sa vie paraît déjà si précaire ? Comment, dans de telles conditions, l'ambivalence de l'amour parental pourrait-elle s'exprimer librement ? C'est l'un des rôles les plus ingrats, mais aussi les plus importants, de l'équipe soignante de réanimation que d'accepter de servir de dépositaire pour toute une série de motions agressives, initialement adressées aux bébés mais qui, pour l'heure, ont besoin d'être reportées sur des partenaires relationnels plus solides.

Un dernier mot enfin, à propos du langage d'Alexandre. La maman remarque elle-même le retard de son développement. C'est une observation courante chez les enfants qui ont été longtemps nourris par voie intraveineuse. Chez eux, tous les plaisirs de la bouche ont été désamorcés et, de ce fait, il pèse une réelle menace sur leur accès au langage. Certaines équipes ont bien tenté d'aider le bébé à développer des plaisirs buccaux extra-alimentaires (succion de tétines, par exemple). Toutefois, à l'heure actuelle, force est de constater que de nombreux retards de langage sont encore signalés chez les enfants qui ont passé plusieurs mois en réanimation et dont l'alimentation s'est faite principalement par voie parentérale, alors même que leur développement intellectuel et leur compréhension du langage sont parfaitement normaux. Dans le cas d'Alexandre, on pouvait penser que l'extubation définitive aurait un rôle favorable sur ce plan. C'est effectivement ce qui, progressivement, s'est produit.

Quelques éclaircissements sur la dysplasie broncho-pulmonaire

La dysplasie broncho-pulmonaire, maladie dont souffre Alexandre, est devenue un problème majeur ou, pour mieux dire, la rançon du « succès » en réanimation néonatale. Cette maladie chronique est une séquelle de la maladie respiratoire des prématurés. Elle survient au cours des tout premiers jours de vie ; sa fréquence et sa gravité sont d'autant plus importantes que le degré de prématurité est grand. Réaction non spécifique du poumon immature à une agression aiguë, elle se définit comme la persistance d'un besoin en oxygène après le vingt-huitième jour de vie.

À L'ORIGINE DE LA MALADIE

Les mécanismes physiopathologiques qui entrent en jeu sont très complexes et n'ont pas tous été identifiés aujourd'hui. Des facteurs, endogènes ou exogènes, comme la toxicité de l'oxygène ou le volo-traumatisme, sont en cause, mais la prématurité est considérée, à juste titre, comme le principal facteur : le poumon fœtal humain n'est en effet fonctionnel qu'à partir de la trente-deuxième semaine.

La maladie respiratoire des prématurés, ou maladie des membranes hyalines, est due à un manque de surfactant, émulsion lipido-protidique qui forme un film visqueux tapissant toute la surface des alvéoles. Ce produit tensio-actif, qui facilite les échanges respiratoires par le maintien des alvéoles pulmonaires en état d'ouverture, n'est complètement fonctionnel qu'à partir de la trente-sixième semaine d'aménorrhée. En l'absence de cette substance, les enfants peuvent développer une maladie respiratoire de degré variable qui nécessite souvent le recours à une ventilation artificielle associée à un apport d'oxygène.

Or l'oxygène, s'il est indispensable à la vie, a aussi des effets toxiques sur un organisme immature. Sa toxicité est attribuée à certains de ses métabolites, appelés radicaux libres, qui sont des substances instables et hyper-réactives. Pour faire face à ces radicaux libres, l'organisme dispose de systèmes de défense qu'on appelle les systèmes anti-oxydants d'origine enzymatique, vitaminique ou métallique. De la même façon, la ventilation mécanique, qui est souvent indispensable à la survie des prématurés, prédispose aussi à la dysplasie broncho-pulmonaire.

Certes, la ventilation artificielle a bouleversé le pronostic des pathologies respiratoires des nouveau-nés – c'est en grande partie grâce à elle que la réanimation néonatale a pu progresser –, mais elle constitue une agression du tissu pulmonaire en donnant souvent lieu à une « surdistension » des alvéoles. Ce traumatisme du tissu pulmonaire est appelé volo-traumatisme, car il est dû au volume d'air et d'oxygène insufflé dans le poumon ; il est majoré lorsque les poumons sont très immatures et donc encore peu souples et très fragiles. Signalons, en outre, que d'autres facteurs de risque sont associés à la ventilation artificielle, tels les infections bronchiques ou l'œdème pulmonaire. L'humidification et le réchauffement inadéquats des gaz inspirés sont aussi des facteurs de risque supplémentaires.

La dysplasie broncho-pulmonaire apparaît souvent comme la complication ou plutôt le prolongement de la maladie des membranes hyalines. Ainsi, avant l'utilisation des surfactants exogènes (1980), la seule solution pour pallier le déficit en surfactant était la ventilation mécanique qui permettait d'attendre la synthèse de surfactant par le poumon lui-même (surfactant endogène). Dans la plupart des cas, cette synthèse apparaît au cours des trois à cinq premiers jours de vie.

En revanche, au cours de certaines maladies des membranes hyalines sévères nécessitant une ventilation mécanique très agressive, ou en cas de surinfection bronchique, le tissu pulmonaire se trouve altéré par la ventilation artificielle elle-même. Cela risque de prolonger la durée de la ventilation mécanique qui devient progressivement délétère pour le poumon. Ainsi se met en place un véritable cercle vicieux puisque la maladie oblige à maintenir la ventilation artificielle laquelle, de son côté, altère le parenchyme pulmonaire. Ces altérations du parenchyme pulmonaire obligent à prolonger la ventilation artificielle jusqu'à l'obtention d'une guérison progressive.

Appelée également « maladie des ventilés », la dysplasie broncho-pulmonaire doit être suspectée chez tout nouveau-né dont l'état s'aggrave sous ventilation mécanique, après une phase d'amélioration initiale. Elle peut également être suspectée lorsqu'il n'existe pas d'amélioration de l'état respiratoire après une ventilation artificielle de cinq à dix jours pour une maladie des membranes hyalines. Sous sa forme classique, elle se traduit par une augmentation des besoins en oxygène vers la fin de la première ou de la deuxième semaine de réanimation, et ce souvent après une amélioration initiale. Par la suite, apparaissent une hypercapnie (excès de gaz carbonique dans le sang) et des spasmes bronchiques qui nécessitent une augmentation des paramètres de la ventilation artificielle. La confirmation du diagnostic se fait lors de l'apparition des signes radiologiques, quelques jours ou quelques semaines après les signes cliniques. Une fois le diagnostic confirmé, l'information des parents doit être claire car la dysplasie broncho-pulmonaire est une maladie chronique qui évolue lentement et qui impose des soins lourds et intensifs en structure médicale spécialisée.

LE RETOUR À DOMICILE

Actuellement, on s'oriente de plus en plus vers un retour rapide au domicile avec maintien de la ventilation mécanique, dès que l'état de santé de l'enfant est stabilisé. L'hospitalisation à domicile a un double avantage. Elle autorise, d'une part, un retour, ou plutôt un départ, dans la famille et permet ainsi de renforcer la relation parents-enfant qui joue un rôle majeur dans la stabilité psychique de tous. Elle favorise, d'autre part, une guérison plus rapide en raison du moindre risque infectieux. Son atout majeur est d'éviter l'hospitalisation prolongée avec tout ce que cela implique en termes de risques infectieux et de troubles affectifs (carence relationnelle, dépression du bébé dite anaclitique...). Mentionnons aussi son intérêt économique, le coût d'une hospitalisation demeurant aujourd'hui très élevé même si, en France, ce coût passe – mais pour combien de temps encore ? – nettement après l'intérêt de l'enfant.

D'autres solutions, comme le transfert vers des centres spécialisés dans les soins au long cours, peuvent également être bénéfiques pour la poursuite de la ventilation mécanique. Ces centres sont plus ouverts aux familles que les services de réanimation ; ils permettent donc le passage de l'enfant du milieu très fermé de la « réa » à un milieu plus humanisé.

En raison de sa chronicité, la dysplasie broncho-pulmonaire est toutefois une pathologie peu gratifiante pour les équipes soignantes qui y voient plutôt l'échec des techniques de réanimation, d'autant que l'amélioration de l'enfant est souvent tardive. Comme toute hospitalisation prolongée, celle des enfants atteints de dysplasie broncho-pulmonaire comporte un risque de banalisation et la menace d'un désinvestissement progressif de l'enfant par l'équipe soignante. Cette banalisation peut ne pas être trop grave lorsqu'il existe, chez les parents, un investissement susceptible de satisfaire les demandes psychoaffectives de l'enfant ; elle se révèle extrêmement nocive, en revanche, lorsque les enfants reçoivent peu de visites de leur famille.

Dans les services de soins intensifs où les visites sont « horodatées », la technologie a tendance, peu ou prou, à prendre le dessus sur l'investissement psychoaffectif de l'enfant, alors même que celui-ci peut rester hospitalisé des mois, voire des années. Or, à travers leurs pleurs et parfois leur silence, les bébés nous ont appris qu'ils ont la possibilité de développer un fonctionnement dépressif très précoce. Confrontés à ce problème, les soignants se sont donc vus contraints de « troquer » un peu de leur rigueur médicale contre un assouplissement et un élargissement des horaires des visites et du nombre de visiteurs. Ainsi, les grands-parents, les tantes, les oncles, les frères et les sœurs peuvent désormais « défiler », pratiquement sans restriction, dans la chambre. Ce « régime de faveur », qui n'est valable que pour les enfants atteints d'une maladie chronique, s'est toutefois révélé insuffisant : il a fallu surmonter l'angoisse des soignants et aller dans le sens d'une plus grande liberté de l'enfant en acceptant le retour à domicile avec un matériel de ventilation artificielle.

La technique d'assistance respiratoire à domicile n'a commencé que vers les années 1980 en raison de la réticence des médecins à laisser sortir des enfants encore susceptibles de faire d'éventuels spasmes bronchiques. Les équipes médicales ont été confrontées à des choix assez difficiles : celui, d'une part, de transformer le domicile des parents en « mini-hôpital » et celui, d'autre part, de transformer la mère en « pseudo-infirmière », tout en lui préservant, d'abord et avant tout, son rôle de mère.

En effet, les soins prodigués à un enfant porteur d'une dysplasie broncho-pulmonaire sont les plus lourds de tous les autres soins effectués à domicile. Ce sont des soins continus, exécutés vingt-quatre heures sur vingt-quatre, avec des machines de maniement parfois difficile, et qui impliquent des gestes traumatiques pour les enfants et, donc aussi, pour leurs parents. Il est certainement douloureux pour un parent de voir souffrir son enfant lors de chaque aspiration bronchique et, surtout, lors du changement de la canule de trachéotomie mais c'est encore plus pénible sans doute de devoir effectuer ces gestes soi-même.

En outre, le retour à domicile pose la question du transfert de responsabilité médicale. La jurisprudence en la matière demeure encore balbutiante sur ce point. Si on procède par analogie avec l'exécution d'une prescription médicale, la responsabilité médicale en matière de ventilation mécanique à domicile se trouve entièrement engagée.

Le vécu des parents, face à ce retour à domicile, est évidemment fort complexe. L'arrivée de l'enfant à la maison est toujours une joie et un succès pour les parents, mais il persiste, à l'évidence, une angoisse majeure liée aux risques de défaillances techniques ou humaines. La plupart des parents nous disent tous avant l'ultime au revoir : « On ne sait pas si l'on va y arriver. » En revanche, le sentiment du personnel soignant est très ambigu, fait à la fois de satisfaction liée au travail accompli et de profonde tristesse liée à la séparation.

Contrairement aux sorties de réanimation habituelles, celle d'un enfant atteint de dysplasie broncho-pulmonaire se prépare et s'organise longtemps à l'avance. Il est indispensable de former les parents à effectuer tous les gestes techniques de ventilation, d'aspiration trachéale, de changement de canule et parfois même de gavage. En effet, la sortie n'est le plus souvent envisageable qu'avec la mise en place d'une canule de trachéotomie et au prix de l'installation d'un appareil de ventilation mécanique très sophistiqué. Cette canule assure une plus grande liberté de mouvement, particulièrement au niveau des membres, et, donc, la possibilité d'activités ludiques. Elle permet aussi l'alimentation par la bouche et même la perspective de promenades. Il s'agit bien sûr d'un geste traumatisant par l'effraction qu'il crée au niveau d'une partie visible du corps (le cou), mais c'est aussi un geste rassurant, car ce n'est qu'à partir de la décision de trachéotomie que la discussion du retour à domicile peut s'engager.

Naturellement, le retour à domicile ne peut se concevoir qu'avec le « consentement éclairé » des parents. On ne peut en aucun cas leur imposer la prise en charge personnelle d'un enfant porteur d'une pathologie aussi lourde. On ne peut pas non plus faire courir de danger à l'enfant en proposant sa sortie si les parents ne sont pas techniquement et psychiquement préparés à ce retour. Lorsque les soins sont très lourds, et surtout si l'hospitalisation dure depuis de longs mois, on commence par des sorties de « jour », avec retour le soir à l'hôpital, de manière à habituer progressivement les parents et l'enfant à ce nouveau mode de soins et de vie.

L'ENFANT ET LA MACHINE

Le retour à domicile est beaucoup plus simple lorsque l'enfant n'a besoin que d'oxygène ou d'aérosols, mais l'enfant souffrant de dysplasie broncho-pulmonaire est généralement dépendant, nous l'avons dit, d'une ventilation mécanique. Il se trouve lié à la machine de ventilation artificielle par une sorte de lien physique et psychique. L'image qu'il a de son corps comporte à la fois son corps d'enfant et le prolongement de ce corps par les différents tubes et prothèses qui le relient à la source de vie que représente pour lui la machine. À chaque changement de canule, l'enfant peut être plus angoissé par l'idée de perdre sa canule que par la douleur ou le désagrément engendrés par le geste proprement dit. Il en va de même avec l'appareil de ventilation artificielle qui devient une sorte de poumon de substitution, remplaçant réellement et symboliquement le poumon « défectueux ».

Pendant la phase de guérison de la dysplasie broncho-pulmonaire, la machine de ventilation artificielle est d'ailleurs plus utile pour calmer l'angoisse de l'enfant que pour oxygéner ses poumons. En effet, on a constaté que pendant leur sommeil, certains enfants pouvaient respirer correctement sans l'aide de leur machine mais qu'ils se réveillaient en sursaut, anxieux et respirant de façon très anarchique dès que l'alarme sonnait. Souvent, l'enfant ne se calme que lorsqu'il constate la présence de la machine à sa place habituelle ou lorsqu'il ressent le souffle de cette machine dans ses poumons à lui. Rassuré, il passe alors la main sur la canule de trachéotomie, comme pour vérifier que tout était bien en ordre avant de se rendormir. Cette anxiété n'est probablement pas due à un sentiment d'étouffement par manque d'air mais plutôt à la crainte de la disparition de la machine en tant que support de vie.

LE RISQUE DE VULNÉRABILITÉ

La relation entre l'enfant et sa machine fournit peut-être un nouveau modèle, un modèle moderne et technique de l'angoisse de séparation. La décanulation est-elle alors une délivrance ou une amputation ? Il s'agit, dans tous les cas, d'un moment extrêmement important sur tous les plans, médical mais aussi affectif et émotionnel. De véritables épisodes dépressifs peuvent alors survenir chez le bébé si le retrait de la canule et du ventilateur équivaut, pour lui, au retrait d'une partie de lui-même, d'une partie de son corps sur laquelle il pouvait fondamentalement compter pour sa survie (objet d'étayage).

Toute la clinique des dépressions anaclitiques, décrites par R. Spitz, peut se retrouver dans ce cas de figure : atonie psychomotrice, ralentissement psychomoteur, retrait relationnel, décompensations psychosomatiques... Heureusement, cette éventualité demeure relativement rare, si l'attention portée à l'enfant est suffisante à ce moment particulièrement délicat, mais le risque est là et il ne faut pas le sous-estimer.

Les enfants souffrant de dysplasie broncho-pulmonaire cumulent de nombreux facteurs de risque : prématurité, ventilation mécanique prolongée, bronchospasmes, infections, difficultés alimentaires, etc. Ce sont indéniablement des enfants potentiellement vulnérables sur le plan psychique et qui peuvent le demeurer à plus ou moins long terme.

Deuxième partie

REPÈRES CLINIQUES, THÉORIQUES ET ÉTHIQUES

CHAPITRE 6

L'effet de surprise et d'étrangeté

Le témoignage suivant est celui de l'un d'entre nous, Sylvie Gosme-Seguret, quelques mois après la prise de ses fonctions de psychologue dans l'unité de réanimation néonatale de l'hôpital Saint-Vincent-de-Paul, il y a une dizaine d'années. Certes, il ne saurait prétendre traduire ce qu'éprouvent les bébés hospitalisés dans de telles unités : l'appareil psychique d'un nouveau-né ne lui permet sans doute en rien de vivre les choses à la manière d'un adulte. Néanmoins, il nous paraît important de ne jamais perdre de vue que les bébés hospitalisés dans ces unités y font également une expérience soudaine et sans préparation. C'est de cet effet de surprise et, peut-être d'étrangeté, que voudraient surtout rendre compte les lignes qui suivent.

Premières impressions

Je tenterai de « saisir » les impressions, les ressentis et les réflexions que m'ont inspirés mes premières semaines de travail en réanimation néonatale. Elles s'articulent autour de trois grands thèmes : la mission de sauvetage, l'absence de sujet et la réanimation comme monde à part.

SAUVER UN ENFANT

Je suis loin d'être insensible à l'idée de sauvetage, aux notions d'urgence et de dévouement, étant comme « fascinée » par ce faire qui n'est pas de mon ressort et que d'une certaine manière j'envie, moi qui suis essentiellement dans l'« inactivité » de la parole, dans le dire, à l'opposé du faire...

Le service est vécu par tous comme une sorte de bonne mère, l'équipe est tout entière dans la réparation, le sauvetage sur fond d'activisme évidemment nécessaire et bien compréhensible. L'uniforme d'intervention y est obligatoire. Certains des soignants se nomment eux-mêmes « intensivistes » en référence à la notion de soins intensifs. Le tutoiement est de règle dans l'équipe. Le temps est celui de l'instant, avec un certain « rejet » des enfants dits « chroniques » dont les soins impliquent la durée.

Le personnel se rassure narcissiquement en permanence dans ses capacités à sauver un enfant et à vaincre la mort. Ré-animer, c'est re-donner une âme, passer de l'inanimé à l'animé, de l'objet au sujet, c'est naître... ou re-naître ! Telle est la réanimation par excellence avec son aspect divin où le souffle du respirateur artificiel s'apparente au souffle de Dieu lui-même en tant que source de vie, dans la Genèse, ou l'Annonciation, par exemple. Plus forte que la mort, la réanimation se situe par essence du côté de la toute-puissance.

OÙ EST LE SUJET ?

Ce deuxième thème qui, lui aussi, transparaît de manière directe et intense, correspond à la dimension de réification et de machinisation de l'enfant. Le désinvestissement de l'enfant en tant que sujet, nécessaire à l'équipe pour réaliser des soins délicats, est difficilement supportable par les parents qui ne savent pas très bien à quoi servent les différentes machines, qui ne peuvent toucher leur enfant et qui, dans le même temps, le sentent extrêmement fragile et dépendant du respirateur artificiel et de tout son système de monitorage (*monitoring*) en fait.

À cette atmosphère d'« inquiétante étrangeté » s'ajoutent parfois les nécessaires curarisation et sédation du tout petit enfant qui le rendent inerte et le plongent dans un sommeil profond. À qui parle-t-on alors ? Où est cet inconscient dont on sait qu'il ne s'arrête jamais mais dont on ne sait plus très bien ici de quoi il est fait exactement ?

On peut penser aux adultes qui ont fait l'expérience de comas prolongés et qui témoignent de la poursuite, en dépit de tout, d'un certain type de vie psychique durant ces épisodes dits de *Near Death Experience* (NDE). La réanimation néonatale offrirait-elle aux nouveau-nés une situation psychique analogue, de type NBE (*Near Birth Experience*) ? L'hypothèse ne tient pas de manière absolue, mais il est probable, en revanche, que les expériences de type NDE reprennent quelque chose, dans un après-coup lointain, du vécu initial de type NBE (M. Bloch). Cette parenté doit conduire à être extrêmement attentif aux éprouvés précocissimes des bébés, notamment au sein des services de soins intensifs.

Les orifices corporels de l'enfant sont presque tous détournés de leurs fonctions naturelles, pervertis. L'ombilic est souvent maintenu perforé pour les nouveau-nés qui ont besoin d'un cathétérisme de la veine ou de l'artère ombilicales. Les narines reçoivent de la nourriture indépendamment de l'air du respirateur artificiel. La bouche, du fait de l'intubation, n'est plus utilisée ni pour le passage des aliments ni pour celui des sons. De ce fait, tout plaisir oral se voit désamorcé avec certains risques à long terme sur le plan de l'alimentation et du développement du langage.

Corps troué (trachéotomie), orifices déviés, liquides et gaz recueillis, analysés et comptabilisés (air, sang, urines...) : le bébé devient objet de science. L'enveloppe corporelle est malmenée. Ce qui fait frontière ou barrage – la peau – est contourné (échographie transfontanellaire, radiographies diverses...). Le corps devient transparent. Où est le sujet, où se trouve-t-il enfoui, tapi ? La parole donnée accède-t-elle à un noyau de vie psychique ?

La frontière mouvante, en réanimation, entre la vie et la mort me semble correspondre à la frontière entre sujet et objet. Tel est l'aspect dépendance/dépersonnalisation qui se perçoit en service de réanimation.

UN MONDE À PART

À ce troisième thème, je relierai toutes les sensations d'enfermement et d'exclusion vécues par l'observateur et peut-être aussi par l'enfant. La réanimation est une expérience de l'extrême menée dans un monde clos. Le vocabulaire employé est spécifique ; les règles (d'hygiène) forment un code, une sorte de rituel permettant l'« intronisation » dans le service. La transparence des lieux me fait penser au « panoptikon » décrit par Michel Foucault : intensive surveillance...

On peut aussi, parfois, avoir l'impression d'une « torture » infligée à l'enfant et c'est sans doute ce que ressentent les mères qui voient leur enfant crucifié, attaché, souffrant, douloureux. Certains enfants présentent des symptômes de souffrance (balancements, replis sur soi...). Les parents, eux, présentent parfois des symptômes d'ordre dépressif.

Les paradoxes d'un service

À ce moment-là de mon parcours, la réanimation m'apparaît comme une terre de contrastes ou plutôt de paradoxes. Voici les plus frappants.

CONTINU/DISCONTINU

Les soins intensifs interviennent de manière itérative, parfois tous les quarts d'heure, brisant le rythme de l'enfant. Toutefois, à ce discontinu s'oppose le continu de l'éclairage et du bruit, sans respect ni distinction du rythme nycthéméral, de l'alternance nuit/jour. Il y a là un paradoxe dans le registre du temps.

HYPERSTIMULATIONS/HYPOSTIMULATIONS

Selon les zones corporelles soignées, le système de protection contre les excitations (système pare-excitation) se trouve parfois saturé. La peau est devenue une zone à haut risque d'effraction, de souffrance. Le regard est, lui aussi, soumis à rude épreuve, jamais caché par l'obscurité : il y a le regard toujours présent de l'équipe, le regard parfois évitant des enfants, le strabisme fréquent des malades « chroniques », le regard d'appel de certains bébés, le regard prégnant de tous les adultes, parents compris, derrière le masque qui cache le sourire, déforme la voix et met les yeux en exergue.

Hyperstimulations sonores, bips continuels, téléphones omniprésents... : à ces hyperstimulations s'opposent certaines hypostimulations. Le corps manque de contacts englobants et doux ; l'oralité et les plaisirs qui s'y attachent (succion, déglutition, goût...) font cruellement défaut.

Il y a là un paradoxe dans le registre du corps. C'est la

dialectique entre le traumatisme par excès de stimulations et le traumatisme par défaut de stimulations qui se trouve exacerbée.

HYPERACTIVITÉ/IMMOBILISME

Pour les uns, c'est la course continuelle (et l'on court réellement dans un service de réanimation !) ; pour les autres, c'est l'immobilité forcée : sédation, « menottes », fils et tuyaux divers... Les soignants ont des gestes incessants, précis et efficaces (qui s'opposent d'ailleurs à l'inactivité physique du psy). Pour les parents, ce sont des caresses discrètes d'une main, d'un pied, des mouvements contenus, étriqués et inadéquats par rapport à leur formidable envie de contenir et de saisir leur enfant à bras-le-corps. Il y a là un paradoxe dans le registre de l'espace.

Mon questionnement se formule alors de la manière suivante : Où mettre mon corps « inactif » de psychologue quand tout s'agite autour de moi ? Quelle est la place réservée à l'inconscient face à cette problématique de vie et de mort ? Quels gestes cutanés puis-je tenter de susciter pour (re)donner une enveloppe cutanée protectrice à ces bébés sans pour autant réveiller leur douleur ? Quel est mon rôle exact auprès des parents : peut-il être autre chose qu'une écoute avec une tentative de soutien, d'étayage du moi et de re-narcissisation, envers la mère notamment qui se sent disqualifiée de n'avoir pas su ou pu mettre au monde un beau, un bon bébé ? Quel est mon rôle auprès de l'équipe ?

Il y a là une double source d'interrogations : de la part de l'équipe médicale (« on t'a vue parler aux bébés ») mais aussi de ma propre part, confrontée que je suis à un monde encore en grande partie énigmatique pour moi. L'important est sans doute, en premier lieu, de me faire accepter en tant que personne et peut-être aussi en tant que femme.

Face à l'équipe et aux parents

Après une période « probatoire » de quelques semaines, je me sens maintenant acceptée par l'équipe. Désormais, les inquiétudes du personnel soignant me parviennent ; il n'y a donc pas que les miennes à prendre en compte.

Je montre mon premier texte à la femme-médecin, responsable du service à cette époque. Elle me fait part à cette occasion de sa propre angoisse : bien loin de se trouver dans la position de toute-puissance que j'avais ressentie au début, elle m'avoue être parfois submergée par sa propre peur de la mort, peur qu'elle ne peut pas – ou si peu – laisser transparaître en tant que capitaine du vaisseau. Ce que j'ai donc vécu comme étant de l'ordre de la toute-puissance est plutôt une défense contre une angoisse de mort intensément ressentie.

Apparaissent aussi des interrogations sur l'investissement de l'enfant par les parents. Cet investissement, que l'équipe soignante et moi-même avons tendance à favoriser, est-il vraiment souhaitable dans la mesure, par exemple, où le pronostic vital se trouve massivement réservé ? Une mère à qui l'on venait de mettre pour la première fois son enfant dans les bras disait à la fois sa joie profonde et la retenue qu'elle s'imposait au cas où sa petite fille ne vivrait pas : il s'agissait d'une prématurée jumelle de 1 000 grammes, sous respirateur, et dont l'avenir était plus qu'incertain...

J'observe également l'éclosion d'une certaine rivalité entre les infirmières, qui sont conduites à pratiquer toute sorte de soins douloureux pour les enfants, et moi qui n'en fais aucun. Aurais-je toujours le beau rôle ? Seraient-elles des « tortionnaires » dans mon regard, voire dans le leur ? Toute une série de clivages se font jour sur ce thème. Mais lorsque je propose qu'une infirmière assure les soins douloureux auprès d'un enfant et qu'une seconde se charge des soins réparateurs, avec inversion des rôles pour un autre enfant, je me heurte à une vive opposition de la part de l'équipe.

Mon fonctionnement s'avère désormais relativement plus souple. Je pénètre plus facilement dans la chambre des bébés en me présentant immédiatement auprès des parents en tant que psychologue. J'évoque la possibilité d'entretiens plus longs, dans un cadre plus neutre, autour d'une table, pour échapper un tant soit peu au contexte de la réanimation vécu comme terrifiant par beaucoup d'entre eux.

Il m'arrive de téléphoner à une mère déprimée qui n'ose pas venir voir son bébé en lui proposant de l'accompagner, physiquement et psychiquement, auprès de son enfant. J'ai été chercher des mamans dans le service de maternité de l'hôpital, des mamans qui avaient subi une césarienne et qui ne pouvaient se déplacer seules. Afin que chaque parent puisse me rencontrer de façon informelle, j'ai affiché dans le service, près du lieu où les parents déposent leurs vêtements du dehors – mes disponibilités de jours et mes créneaux horaires. Cette même information est affichée en maternité dans la salle de réunion des sages-femmes.

Au fil des jours, je m'aperçois que, loin d'être dans l'après-coup, je suis dans quelque chose de brûlant et qui peut flamber. Serait-ce l'aspect « boy-scout-pompier » inhérent à l'atmosphère de ces services ? Quoi qu'il en soit, moi aussi un peu pompier, il faut bien que je tente, en entendant l'angoisse des parents, d'éloigner, sinon d'éteindre, un peu ce feu.

SENS ET NON-SENS

Mme C. se sent très coupable d'avoir accouché à domicile et en catastrophe de deux petites jumelles prématurées de vingt-neuf semaines. Transférée à Saint-Vincent-de-Paul, Sophie pèse 1 000 grammes et nécessite d'être intubée : elle est née en état de mort apparente. Sa sœur jumelle a été transférée dans le service de réanimation d'un autre hôpital parisien : elle semble poser moins de problèmes que sa sœur.

La maman est hospitalisée quelques jours en maternité où je la rencontre pour la première fois. Elle me dit alors qu'elle n'a pas vraiment le sentiment d'avoir été enceinte ou d'accoucher. Elle a maintenu une grande activité dans le mois qui a précédé son accouchement : elle a déménagé, accueilli l'un de ses neveux, pris soin de son fils de huit ans, installé son nouvel appartement... Autant d'occupations qui peuvent faire penser à une forme de déni de grossesse.

Ensuite, elle a perdu les eaux. Mais comme elle a cru qu'il s'agissait d'une perte d'urine, elle ne s'est pas présentée à l'hôpital, proche de son domicile, où sa grossesse était suivie.

Le lendemain, donc, elle accouche chez elle. Le SAMU, appelé au dernier moment, réalise cet accouchement, qui sera décrit comme très sanglant par la mère. Ce fait sera d'ailleurs confirmé par l'équipe de réanimation qui décrira les blouses maculées des médecins du SAMU venus pour faire hospitaliser Sophie dans le service. Impossible de ne pas entendre là quelque chose d'une grossesse inimaginable en raison, peut-être, d'une trop forte ambivalence.

Comme les visites de Mme C. en réanimation se font de plus en plus rares, je décide de l'appeler chez elle. J'apprends alors qu'elle est très déprimée et qu'elle est incapable de sortir de chez elle ou de conduire sa voiture. Déjà claustrophobe avant l'accouchement, elle ne peut pas non plus prendre le métro. Son mari, que je n'ai pas encore rencontré, la soutient beaucoup et semble, si je l'en crois, plus inquiet pour elle que pour ses deux filles. Récemment, elle a tout de même tenté de reprendre sa voiture, mais, sur le périphérique, en entendant le bruit d'une sirène d'ambulance, elle a « tout lâché » (comme elle a tout lâché en ne retenant pas ses jumelles jusqu'au terme normal de la grossesse ?).

Je lui conseille de prendre les médicaments (antidépresseur léger et somnifère) que lui a prescrits son médecin et qu'elle répugne à absorber, et je lui demande de venir à l'hôpital la semaine prochaine. Je l'assure que je l'accompagnerai dans la chambre de Sophie puisqu'elle dit ne pas pouvoir supporter seule la vision de son enfant.

Elle veut en outre venir le dimanche car c'est le seul jour de congé de son mari qui travaille beaucoup et qui pourra ainsi l'accompagner, ce dont elle a besoin pour se protéger contre l'angoisse. Rappelons que Sophie est une enfant de très petit poids, très fragile, intubée, porteuse d'une sonde de gavage et dont la température doit être très attentivement surveillée. Venir la voir, pour les parents, n'est donc pas un acte anodin ; c'est un acte qui semble important à tous.

La visite se déroule selon tous nos espoirs et toutes nos attentes et la mère semble véritablement retrouver son enfant.

Je l'appelle le lendemain pour prendre de ses nouvelles et je la trouve totalement déprimée parce qu'on a fait un lavement à Sonia, la sœur jumelle de Sophie, le matin même, à l'hôpital voisin. Elle me parle aussi du bonheur qui a été le sien, la veille, avec Sophie et me fait part de son émotion face à l'accueil qui lui a été fait et à l'attention qu'on leur a portée, à eux, les parents, et à leur petite fille. Puis elle revient sur ses forts sentiments de culpabilité concernant le rythme de vie qu'elle a mené à la fin de sa grossesse. Elle me rappelle ses différentes occupations d'alors et dit : « J'ai vraiment eu la totale ! »

Il n'est évidemment pas question dans le cadre d'un service de réanimation, compte tenu du temps qui lui est propre, d'interpréter un quelconque déni de la grossesse ou la grande ambivalence de cette femme à l'égard de sa fonction procréative. Il me semble, en revanche, important de pouvoir entendre la souffrance de cette mère et la possible expression d'un vécu intérieur violent et destructeur. Notre travail consiste davantage en une requalification de la mère et du père, selon les termes de D. Houzel, grâce à la fonction d'attention et de soutien prodigués par l'équipe dans son ensemble que d'un travail d'interprétation, *stricto sensu*, du psychanalyste.

Si c'est la question du sens qui est en jeu dans le questionnement des parents et dans notre travail de thérapeute, nous sommes également confrontés, en réanimation, au fait que le sens de la vie et de la mort n'est pas encore donné. Ce sas d'attente a quelque chose à voir avec l'inquiétante étrangeté évoquée ci-dessus, peut-être même avec le non-sens, voire l'insensé.

Mme C. était ainsi très culpabilisée par son accouchement à domicile de deux petites jumelles prématurées, Sophie et Sonia. Il a fallu aider cette maman pour qu'elle puisse venir voir sa petite fille en réanimation, c'est-à-dire l'accompagner pour contenir et transformer tous les affects d'angoisse qui la débordaient. Dans d'autres cas, il s'agit surtout de se déprendre d'un surcroît de sens, d'un sens recherché et forgé subjectivement par les parents, de faire la part de l'accidentel, du physiologique, là où les parents voient et ressentent prédestination, responsabilité et culpabilité. C'est d'ailleurs dans la formulation et l'expression de ces sentiments de culpabilité qu'un travail de remise en place psychique pourra véritablement s'effectuer.

Remise en route des mécanismes de pensée qui s'étaient immobilisés du fait de la sidération psychique traumatique, dégagement de l'emprise totalitaire d'un excès de sens afin de permettre une fluidification des processus idéiques, telles sont sans doute les actions de pensée qui se jouent et se dégagent lors des rencontres en réanimation entre les parents et les psys. On n'oubliera pas en effet qu'il existe dans la psyché humaine un fond de culpabilité primaire et qui se trouve toujours en attente d'un thème. La maladie ou la mort des enfants lui offre alors un thème de choix : « Qu'est-ce que nous avons fait de mal ou qu'est-ce que nous n'avons pas fait pour mériter une telle punition ? »

Cela implique qu'avant de pouvoir réellement travailler avec les parents sur un plan psychologique, il est absolument nécessaire de pouvoir leur montrer qu'ils ne sont pas coupables de ce qui arrive à leur enfant mais que c'est leur culpabilité centrale qui s'est déplacée, défléchie sur cet événement dramatique. Faute de cette analyse préalable, les causes continueront indéfiniment à se confondre avec le sens, c'est-à-dire l'irrationnel avec l'objectif, en un amalgame susceptible de devenir explosif.

URGENCE ET DISPONIBILITÉ

Aujourd'hui, je vais aussi voir les bébés quand ils sont seuls et éveillés notamment. Je les caresse et je leur parle. Souvent, ils s'endorment alors.

Plus le temps passe, plus je suis sollicitée par les infirmières, les internes, la surveillante, la femme médecin-responsable de l'unité ; peut-être un peu moins par les trois autres médecins hommes du service. Je tiens désormais un cahier accessible à tous où je note ce qui me paraît utile. J'y inscris mes remarques régulièrement, ainsi que certaines de mes interventions, mes impressions... Ce cahier est peu à peu devenu un véritable lien entre moi et les différents intervenants du service. Il se trouve toujours au même endroit, à portée de main. Chacun peut y faire part de ses éprouvés et de ses propositions.

Je souhaite que cet instrument devienne de plus en plus interactif. La difficulté se situe ici dans le risque de trop en dire, de trop laisser de traces, et ce d'autant que les informations constituent souvent, dans ce genre de service, une sorte de bien, de trésor que chacun voudrait revendiquer, fût-ce parfois au détriment des autres : « Elle m'a dit que son enfant... » Certains documents théoriques sont également

138

mis à la disposition des uns et des autres, nourrissant ainsi les échanges cliniques qui ont lieu régulièrement au sein de réunions rassemblant l'ensemble de l'équipe.

Au tout début de mon travail en réanimation, je croyais, en tant que psychologue, que je pourrais me différencier nettement de l'équipe que je jugeais très interventionniste. Je parlais du côté « boy-scout-pompier » de la réanimation. Je comprends qu'en fait, je suis moi aussi dans un climat d'urgence, que je le veuille ou non. Ma fonction serait-elle celle d'un respirateur mental, d'un aérateur psychique auprès des parents en état de sidération et sous le choc de l'hospitalisation ? Comment dédramatiser quand on est soi-même prise dans le drame ? Peut-être simplement en donnant un peu de temps (par la pratique d'entretiens plus longs) et un peu d'espace (par des rendez-vous en dehors du service proprement dit). À l'instabilité psychique due à l'accouchement, s'ajoute le traumatisme dans la réalité de l'hospitalisation dans l'urgence. En reprenant les termes de W.R. Bion, je dirais que le rôle d'un psy en réanimation repose principalement sur sa fonction d'attention (et non d'interprétation) et de réceptacle de la souffrance parentale. Une présence attentive n'empêche pas une écoute de l'inconscient.

CHAPITRE 7

La peau, la douleur, la couleur ;
le dedans et le dehors

« La peau humaine, écrit Paul Valéry, sépare le monde en deux espaces. Côté couleurs, côté douleurs... » *(Mauvaises pensées et autres)*. Cette phrase peut s'entendre de deux manières. Tout d'abord, la peau est cette membrane sensible, hypersensible, qui s'interpose entre soi et le monde extérieur, entre un monde intérieur qui peut être vécu comme douloureux (le corps) et un extérieur qui, lui, est perçu par les yeux, avec toute sa couleur : serait ainsi traduite l'essentielle incommunicabilité de la douleur, qui représente l'un des modes de perception, et des plus sensibles, du monde qui nous entoure et de notre corps propre [1]. Mais on peut voir également, dans la même phrase, une métaphore de la puissance de la peau qui peut aussi bien percevoir le monde comme dangereux, agressif, intrusif (c'est la peau souffrante, percée, malmenée) qu'offrir une surface de plaisirs, de couleurs (ce sont les caresses, les contacts, tous ces émois peau à peau que procure l'amour notamment). En

____

1. Pour l'aspect neurophysiologique de la douleur chez les bébés, voir aussi p. 187.

réanimation, les soins prodigués au bébé font déferler une série de sensations corporelles, qui vont précisément de la douleur à la couleur[2].

La douleur chez le tout-petit

S'appuyant sur les études très complètes effectuées par Annie Gauvain-Piquard, à l'Institut Gustave Roussy, on peut résumer très brièvement, de la manière suivante, les signes de reconnaissance de la douleur chez le nouveau-né. Le comportement du bébé douloureux inclut une position antalgique, des attitudes antalgiques à la mobilisation, la localisation de la douleur par le bébé lui-même (par des mouvements répétés de la main vers la zone douloureuse), la perception d'une contracture à l'examen clinique et une entrave enfin à la mobilisation passive.

Le bébé douloureux exprime également un comportement émotionnel que les travaux de Gauvain-Piquard ont bien démontré : il s'agit d'une fuite du regard à l'approche de l'interlocuteur, d'un retrait de la relation. Les réactions aux stimulations sont brèves et peu intenses, l'enfant n'adapte pas sa posture au *holding* de l'examinateur ; il n'accepte pas de se laisser aller contre le corps de l'adulte, mais se tourne activement vers l'extérieur.

Face à une douleur envahissante, le bébé peut présenter deux tableaux cliniques principaux : un tableau avec atteinte du niveau de conscience, d'une part ; un tableau

---

2. Le film de Wim Wenders, *Les ailes du désir*, présente une scène où douleur et couleur se rejoignent également, lorsque l'ange (Bruno Ganz), voulant connaître les émois d'une vie humaine, reçoit son armure sur la tête et s'éveille dans le même temps, à travers ses sens, et à la douleur et à la couleur ; avec le rouge de son sang, c'est la vie qu'il ressent, lui qui ne connaissait ni la passion ni la souffrance lorsqu'il était ange ; portant à la bouche sa main ensanglantée, il prononce ses premières paroles d'homme : « Un goût... je commence à comprendre... c'est du rouge ? »

pseudo-dépressif, d'autre part, avec apathie, hostilité, immobilisme et ralentissement psychomoteur. Toutefois, le risque majeur de la douleur forte et prolongée chez le nourrisson est en fait la perte du sentiment de la continuité d'exister (voir p. 203), sentiment brutalement interrompu par l'irruption de la douleur. L'impossibilité dans laquelle se trouve le nourrisson de se défendre contre cette douleur, du fait de sa prématurité et de son immaturité motrice physiologique (et parfois aussi du fait de sa nécessaire immobilisation en raison des soins), le conduit à deux types de modalités défensives : une tentative de projection vers l'extérieur de la souffrance ressentie et une baisse du niveau de vigilance lorsque le seuil d'excitation se trouve dépassé.

Freud décrit ainsi la douleur, dans l'Addenda C de *Inhibition, symptôme et angoisse* (1926) : « Nous savons très peu de choses de la douleur. Le seul fait dont nous soyons certains est que la douleur apparaît – en premier lieu et en règle générale – lorsqu'une excitation, attaquant la périphérie, fait effraction dans les dispositifs de pare-excitation et agit dès lors comme une excitation pulsionnelle constante contre laquelle les actions musculaires qui tendent à soustraire l'endroit excité à l'excitation et qui sont d'habitude efficaces, demeurent impuissantes [...]. Dans le cas de la douleur corporelle, il se produit un investissement élevé et qu'il faut qualifier de narcissique de l'endroit du corps douloureux, investissement qui ne cesse d'augmenter et qui tend pour ainsi dire à vider le Moi. »

La souffrance liée à la réanimation

Chez le nourrisson en réanimation, la peau et les orifices naturels sont malmenés. La première est trouée, perfusée, les seconds sont détournés de leurs fonctions naturelles : les narines et la bouche sont envahis de tuyaux qu'il faut d'ailleurs fixer par de petits sparadraps tout autour de la bouche afin que les mouvements de l'enfant ne les déplacent pas malencontreusement. Le changement régulier de ces fixations à des fins d'hygiène occasionnent ainsi des soins certainement fort douloureux pour les bébés (« soins de moustache »). Les zones érogènes classiques (anus, bouche, ombilic...) se trouvent, quant à elles, hyperstimulées, ce qui introduit de fait un renversement fonctionnel entre plaisir et douleur. En outre, la mobilité limitée de l'enfant (par des coussins résistants) du fait du risque d'arrachage de ses prothèses (sondes, cathéters, perfusions...) diminue considérablement son niveau d'activité sensori-motrice. Sa vision du monde et de ses objets s'en trouve profondément altérée, voire anéantie, pour un temps avec un accroissement notable d'un certain sentiment d'impuissance qui réactive ou accentue pathologiquement le sentiment d'impuissance première propre aux premiers temps de la vie humaine (*Hilflosigkeit* ou détresse originelle).

La prise en compte de la douleur de l'enfant en réanimation est aujourd'hui tout à fait réelle dans les services de néonatalogie et de fortes douleurs sont désormais évitées ou exclues. Ainsi, les soins douloureux se voient précédés d'une sédation médicamenteuse et la douleur interne liée à la pathologie de l'enfant se trouve de plus en plus fréquemment traitée en tant que telle. Restent, toutefois, les soins quotidiens, fréquents et répétés, qui peuvent procurer des douleurs certes relativement légères mais récurrentes, telles, par exemple, les aspirations parfois effectuées tous les quarts d'heure au cours de certaines dysplasies bronchopulmonaires.

Pour faire ces gestes de manière précise, l'infirmière a besoin de pouvoir quelque peu se détacher émotionnellement de l'enfant afin de ne pas se sentir « persécutée » par ses manifestations de souffrance. Néanmoins, elle demeure présente psychiquement et prend soin, auparavant, de prévenir le nourrisson des gestes à venir. Dès que le soin douloureux est achevé, elle « répare » son intervention par des paroles et des caresses rassurantes, afin de rétablir une enveloppe corporelle sécurisante après que celle-ci a été violentée.

Les fonctions antalgiques de la succion et des caresses sont ici manifestes et bien connues du personnel soignant. Tout est alors affaire d'expérience et d'observation fine, certains enfants supportant plus ou moins bien certains touchers sur telle ou telle partie de leurs corps. Cette prise en compte de la sensibilité de la peau ainsi que l'attention donnée à l'évitement des bruits agressifs (couvercles de poubelle, cuvettes métalliques...) ou des lumières trop intenses font désormais partie du soutien donné aux enfants en réanimation même si ces services ne peuvent que demeurer, en partie, des lieux hyperstimulants et intrusifs où le système de pare-excitation de l'enfant est trop souvent débordé.

À l'inverse, la réanimation permet également aux soignants de se sentir « suffisamment bons » (D.W. Winnicott). Parfois, des soins relativement douloureux, comme des soins d'escarre par exemple, sont accomplis par deux infirmières simultanément, l'une soignant, l'autre apaisant l'enfant par la succion de son doigt à elle ou des caresses cutanées concomitantes. Ce sont ces gestes, ces attentions particulières, individuelles et bienveillantes qui mettent de la couleur dans le monde extérieur du bébé en réanimation, avec surtout la possibilité d'une présence de la mère qui vient, elle aussi, colorer affectivement l'environnement si spécial de ces nouveau-nés.

La préservation d'une enveloppe psychique

Depuis plusieurs années, la notion de contenance est devenue fréquente dans le vocabulaire des psychologues, des psychiatres et des psychanalystes et tout particulièrement de ceux qui travaillent dans le champ de la première enfance. Contenir : ce terme revient sans cesse, on pourrait presque dire à tout bout de champ. S'il est sans doute un peu galvaudé à l'heure actuelle, il n'en demeure pas moins intéressant pour notre propos.

Contenir, ce n'est ni maintenir, ni détenir, ni retenir, ni soutenir… Il s'agit plutôt de tenir avec, de tenir ensemble, de faire en sorte qu'un ensemble d'éléments ne se disperse pas, ne s'éparpille pas. À partir de là, et en s'exprimant au sens figuré, on peut dire que les « enveloppes psychiques » correspondent à cette partie de l'appareil psychique qui rassemble les différentes parties de la psyché en un tout cohérent et sans que, par exemple, cette cohésion et le sentiment que le sujet en a ne se trouvent menacés sous l'action de l'angoisse.

Ce concept d'enveloppe psychique n'est pas à prendre au pied de la lettre. C'est un modèle, une manière de se représenter les choses et, en l'occurrence, il dérive de la notion d'enveloppe cutanée, c'est-à-dire de contenant-peau (E. Bick, D. Anzieu…). L'idée en est la suivante.

Physiquement, anatomiquement, la peau – pour chacun d'entre nous – marque la frontière entre le dehors et le dedans de notre corps. Elle constitue une sorte de ligne de démarcation qui ne s'interrompt qu'au niveau de la bouche et des différents orifices corporels. Cette première fonction de la peau est une fonction dite *limitante*. Ce n'est pas un modèle ou une simple vue de l'esprit : la peau possède effectivement et réellement cette fonction parmi de nombreuses autres.

En ce qui concerne la fonction dite contenante, les

choses sont un peu moins directes en ce sens que, anatomiquement parlant, il est faux de dire que la peau maintient ensemble les différents éléments, organes et constituants de notre corps. Même si l'on dépiautait complètement un individu, les muscles demeureraient encore attachés aux tendons et les tendons aux os... Articulations et cartilages suffiraient à maintenir la cohésion du squelette, les différents nerfs et vaisseaux sanguins conserveraient leurs trajets et nos organes internes (cœur, poumons, intestins...) garderaient sans doute également leurs positions respectives. Si cette fonction contenante de la peau n'est pas véritablement fondée dans la réalité, c'est-à-dire dans la réalité physique extérieure, en revanche, dans la réalité interne de notre esprit, dans notre réalité psychique, notre vécu intime, il est important que nous puissions accorder progressivement cette fonction à notre peau, que nous nous sentions bien contenus par elle, en sécurité dans notre « sac cutané ». Se sentir bien dans sa peau, savoir se donner une bonne contenance..., le langage usuel montre à quel point la peau peut ainsi participer à la création de cette sensation de sécurité intérieure.

Des travaux récents ont établi que pour que nous accordions psychiquement à notre peau, et de manière satisfaisante, cette double fonction limitante et contenante, il fallait qu'en tant que bébé, nous ayons eu affaire avec une mère ou une fonction maternelle elle-même suffisamment contenante et limitante. Autrement dit, cette double fonction doit d'abord être assurée par l'environnement de l'enfant avant de pouvoir être reprise à son propre compte par le bébé, intériorisée par lui et, dans le cas présent, confiée ensuite à sa peau.

Si l'environnement est défaillant ou chaotique, si la mère est déprimée ou trop préoccupée, cette double fonction de la peau ne peut pas se mettre en place et, à partir de là, les enveloppes psychiques ne pourront pas non plus s'édifier correctement. L'enfant ne se sentira pas bien rassemblé psychiquement dans son unité et sa cohésion (contenance) et il risque également de ne pas se sentir bien différencié de son environnement, bien individualisé (démarcation). Mal (con)tenu, le bébé se sent alors lâché. Son sentiment de sécurité interne n'est pas assuré et il y a là, certainement, une des grandes difficultés des bébés trop longtemps confrontés à un environnement déprimé ou défaillant ou à une mère dépressive.

Mais la question se pose évidemment aussi pour les bébés longtemps hospitalisés en réanimation, car ils ont à la fois besoin d'être maintenus immobiles en raison des différents cathéters et des perfusions nécessaires à leurs soins (bébés trop tenus) mais ils peuvent souffrir en même temps d'un manque de contacts physiques et cutanés ou parfois d'une attention psychique insuffisante (bébés trop lâchés). Ce dilemme nécessite la recherche de l'équilibre le moins pénible possible pour l'enfant. L'introduction de soins « peau à peau » mère-bébé et des massages néonataux dans les services de réanimation infantile représente certainement un progrès important dans cette perspective.

Le devoir d'attention

Si les soins prodigués en réanimation sont parfois douloureux, ils le sont toutefois bien moins que la détresse respiratoire par exemple qui a été l'un des motifs initiaux essentiels de la création de la réanimation et des techniques de ventilation assistée. D'une certaine manière, la souffrance liée à la réanimation est moins forte que cette souffrance asphyxique, remarque objective qui ne justifie néanmoins aucun relâchement quant à l'attention à apporter au bien-être des bébés hospitalisés dans de tels services.

Finalement, une autre phrase de Paul Valéry résume assez bien la situation : « Soigner. Donner des soins, c'est aussi une politique. Cela peut être fait avec une rigueur dont la douceur est l'enveloppe essentielle. Une attention exquise à la vie que l'on veille et surveille. Une précision constante. Une sorte d'élégance, une présence et une légèreté, une prévision et une sorte de perception très éveillée qui observe les moindres signes. C'est une sorte d'œuvre, de poème (et qui n'a jamais été écrit) que la sollicitude intelligente compose » (*Mélange*).

CHAPITRE 8

La question du temps

La notion de temps est le lieu d'émergence d'un paradoxe. En effet, si elle ne devient un sujet de réflexion conscient qu'assez tardivement dans la vie psychique d'un individu, en revanche, la durée et les rythmes s'inscrivent très précocement et très profondément dans le corps de l'enfant par le biais de ses interactions avec son environnement. Autrement dit, autant le temps ne peut être symbolisé que tardivement au sein de la vie psychique d'un sujet, autant il est vécu et ressenti d'emblée avec beaucoup de force par le bébé.

Du point de vue de l'enfant

On a pu décrire chez le bébé deux niveaux différents d'inscription du temps qu'on appelle, à la suite de Daniel Marcelli, les « macrorythmes » et les « microrythmes ». Les macrorythmes correspondent aux grands repères temporels d'une journée : repas, changes, bain, etc., tandis que les microrythmes sont constitués par le contour temporel pris par les différentes séquences interactives liant adultes et enfant.

CHANGEMENT ET CONTINUITÉ

On estime habituellement que l'enfant a besoin d'une certaine régularité au niveau des macrorythmes pour pouvoir se repérer dans son nycthémère (ensemble de vingt-quatre heures, composé d'un jour et d'une nuit et qui se répète) et, ainsi, être capable assez vite de prévoir et d'anticiper les principales « étapes » de sa journée. À l'inverse, une certaine variabilité au niveau des microrythmes aurait pour avantage de lui permettre de s'ouvrir à la découverte de la diversité. Ces deux propositions demandent à être précisées et nuancées.

Concernant les macrorythmes, il est probable que l'enfant a besoin d'une certaine « prévisibilité », fondée sur la répétition régulière de quelques jalons journaliers, afin de ne pas se sentir perdu ou trop passif. La possibilité d'anticiper procure un sentiment de continuité qui vient compenser, colmater, panser toute une série de discontinuités temporelles inévitables. Toutefois, cette régularité ne saurait être absolue, d'une part parce que les rythmes quotidiens varient nécessairement au fil du temps et de la croissance de l'enfant et, d'autre part, parce que l'enfant a en même temps besoin d'une certaine variabilité qui vienne progressivement enrichir sa vision du monde. C'est pourquoi l'alimentation du bébé, par exemple, ne saurait être ni absolument à la demande, ni proposée à heures rigoureusement fixes.

Pour ce qui est des microrythmes, les choses sont plus subtiles. Parler d'interactions parent(s)-bébé souples, ouvertes et vivantes suppose en effet une certaine marge d'improvisation. Tous les jeux entre adulte et bébé sont ainsi fondés sur la notion d'imprévu et d'écart entre ce qui se passe et ce qui est attendu par l'enfant. Daniel Stern l'a notamment analysé à propos du jeu de « la bébête qui monte, qui monte... » : bien conduit, il amène l'enfant jusqu'à une forte intensité d'attention précédant la détente et la décharge par le rire aux éclats.

Le bébé est généralement couché sur le dos. L'adulte lui fait face, son visage un peu penché vers le sien. Il pose les mains sur le ventre de l'enfant et les rapproche progressivement du cou, par petits bonds successifs, à chaque fois qu'il prononce le fameux : « qui monte, qui monte... ». De façon remarquable, les écarts de temps entre chaque « qui monte » diminuent à mesure que les mains de l'adulte remontent vers le cou du bébé ; ils se rapprochent en obéissant à une sorte de progression arithmétique qui permet de mesurer le resserrement graduel des intervalles de temps. Tout se passe alors comme si le bébé pouvait « calculer » le moment de survenue du prochain « qui monte », associé au poser de mains suivant, ce qui lui offre, par anticipation, une certaine maîtrise de la situation.

Mais voilà qu'en arrivant à proximité du cou de l'enfant et alors que devrait survenir le dernier « qui monte » et le dernier saut de mains, la mère introduit dans le jeu un effet de surprise en raccourcissant ou en allongeant le dernier intervalle de temps par rapport à la progression arithmétique qui s'était établie. Le bébé est alors décontenancé, surpris ; il ne contrôle plus en pensée le déroulement de ce qui se passe. Cela produit chez lui une décharge de tension qui va s'exprimer par le rire, souvent mêlé d'une certaine inquiétude en raison des retrouvailles soudaines avec une situation de passivité vis-à-vis de l'adulte.

On voit par là les extraordinaires capacités inconscientes et automatiques de l'enfant, comme de l'adulte, à dégager la structure profonde de certaines séquences interactives mais aussi à tirer du plaisir de la variation et de la différence. Pour reprendre une formule naguère utilisée en politique, on pourrait dire que le bébé a besoin, pour se construire, d'un certain changement dans la continuité (et non de continuité dans le changement, ce qui serait synonyme d'une succession plus ou moins chaotique de discontinuités imprévisibles).

Une autre façon de dire les choses, c'est qu'une mère « suffisamment bonne » (D.W. Winnicott) est une mère qui improvise sans cesse dans ses interactions avec son enfant, et cela au sein même d'actions ou de comportements à buts identiques. Il y a mille et mille façons d'atteindre le même but et c'est justement là que résident la vitalité et la souplesse des échanges entre l'adulte et l'enfant. La question est donc, finalement, celle du style interactif de l'adulte qui s'occupe du bébé.

LE POIDS DES PREMIÈRES INTERACTIONS

Daniel Stern a décrit un processus de communication pré-verbale extrêmement intéressant et efficace qui permet à l'adulte et à l'enfant de se mettre en phase sur le plan émotionnel ou affectif. Il s'agit de l'« accordage affectif » ou de l'« harmonisation des affects » qui devient surtout opérant à partir du deuxième semestre de vie.

Ce processus est fondé sur un système de signaux et de réponses en écho permettant à chacun des partenaires de l'interaction d'être informé à la fois sur la structure des signaux qu'il émet et, à travers la nature des réponses qu'il reçoit, sur la qualité de la présence de l'autre. Très rapidement, le système peut fonctionner dans les deux sens, de l'enfant vers l'adulte mais aussi de l'adulte vers l'enfant, ce qui sous-tend la notion de réciprocité interactive. Essayons de l'illustrer en partant du bébé.

Celui-ci émet, par exemple, une vocalise, un petit cri dont l'intensité sonore possède une certaine morphologie (courbe d'intonation). Sans en être consciente, à son insu en quelque sorte, c'est-à-dire de manière automatique, la mère, si elle perçoit bien ce signal, va y répondre par un comportement qui aura la même structure d'ensemble que le signal du bébé. Toutefois, sa réponse peut passer par le même canal de communication (ici, la voix) ou par un autre canal (le regard, le toucher, la distance des visages…). Dans le premier cas, on parle d'accordage affectif unimodal ; dans le second cas, d'accordage affectif transmodal. En outre, la réponse apportée par la mère peut être plus ou moins immédiate ou différée (en termes de millisecondes) et plus ou moins amplifiée ou atténuée.

Ces trois couples d'opposition (unimodal/transmodal, immédiat/différé, amplifié/atténué) permettent de définir un certain style interactif. En effet, chaque adulte, en fonction du bébé dont il s'occupe et du bébé qu'il a lui-même été autrefois, va répondre à l'enfant selon des modalités particulières. Son attention psychique sera doublement orientée, au-dehors vers le bébé de chair et d'os dont il prend soin effectivement mais aussi au-dedans, en direction des souvenirs anciens et enfouis de ses propres expériences infantiles précoces. C'est en effet seulement par le biais de ces traces mnésiques que l'adulte peut être sensible et réceptif à ce qui vient du bébé. Il faut avoir été soi-même enfant pour pouvoir décoder ce qui vient de l'enfant présent et qui réactive les vestiges de notre passé personnel d'enfant. Autrement dit, c'est par un mouvement d'identification régressive à l'enfant que nous pouvons l'observer, l'écouter et le comprendre en renouant, à travers toutes les couches de notre psychisme, avec l'enfant que nous avons nous-mêmes été, avec nos propres parties infantiles.

Il a été démontré que le bébé est compétent pour repérer très tôt le style interactif de ses partenaires relationnels principaux et également la variabilité du style interactif de chacun d'eux. Si la mère est déprimée, par exemple, son style interactif peut se trouver marqué par des réponses plus unimodales, plus différées et plus atténuées que d'habitude.

Au contraire, si elle est anxieuse et agitée, ses réponses seront peut-être plus transmodales, plus immédiates et plus amplifiées qu'à l'accoutumée.

En tout état de cause, c'est grâce à ce système que l'enfant, en deçà de toute communication verbale, va pouvoir être averti de l'état émotionnel de l'adulte auquel il a affaire (et réciproquement). Cela revient à dire que la communication émotionnelle et affective passe essentiellement par les spécificités et les caractéristiques de micro-comportements qui, bien entendu, se jouent de manière tout à fait automatique et inconsciente tant chez l'adulte que chez le bébé. Ils instaurent un système d'échanges qui va bien au-delà de simples phénomènes d'imitation, lesquels sont beaucoup plus superficiels et délibérés.

L'INSCRIPTION PRÉCOCE DU TEMPS

Peu à peu, l'enfant ayant bien repéré le style interactif de sa mère ou des personnes qui lui sont le plus proches, va être en mesure d'attendre tel ou tel type de réponses qu'il peut ainsi anticiper psychiquement. Et c'est dans ces temps d'attente, aussi brefs soient-ils, qu'il va pouvoir « penser » à la mère, se la figurer mentalement au travers des réponses espérées.

Mais est-on véritablement en droit de parler de pensées ? Peut-être pas, dans la mesure où le concept de pensée suppose que le sujet qui pense soit, d'une certaine manière, conscient du fait que ses pensées ne sont pas la chose même à laquelle il pense. Le mot n'est pas la chose, l'image n'est pas l'objet. Or, le bébé, dans ces moments d'attente, dispose de toute une série de moyens qui lui permettent de vivre l'expérience que sa mère est bel et bien là. Non pas comme si elle était là, mais qu'elle est là véritablement, phénomène que les psychanalystes désignent du nom d'« hallucination primitive ».

Toute la question est donc de savoir si ce phénomène d'hallucination primitive possède un statut de pensée. Certains auteurs, parmi lesquels Daniel Marcelli, estiment que non. Pour eux, et c'est là que nous voulions en venir, les premières pensées du bébé ne concernent pas tant l'objet attendu (chose ou personne) que, précisément, le temps. Dans les moments d'attente, le bébé ressent une tension psychique et corporelle. Toutefois, plutôt que de se représenter mentalement l'objet attendu, fût-ce par l'intermédiaire de ses caractéristiques interactives, il vivrait quelque chose de l'ordre de : « Après cela, il y aura autre chose ! » Le bébé n'a certes pas les mots pour se formuler les choses ainsi, mais c'est un vécu de cette sorte qui serait le sien dans les moments d'attente.

L'hypothèse est séduisante. Si elle pouvait être vérifiée, il faudrait alors considérer que les premières pensées de l'enfant concernent le temps, la succession temporelle, laquelle viendrait s'inscrire dans son corps et dans son comportement, longtemps, bien longtemps, avant que le temps puisse être symbolisé et pensé psychiquement par lui.

Au sein des services de pédiatrie et de soins intensifs, il est donc important d'être très attentif au déroulement des événements qui sont donnés à vivre à un enfant et de lui offrir, au niveau des macrorythmes et des microrythmes, suffisamment de continuité et de changement afin qu'il puisse, à la fois, se repérer avec sécurité et s'ouvrir à la diversité et la fécondité de son environnement. Sa vision du temps, sa vision du monde en dépendront ensuite pour une large part. Mais il est tout aussi crucial de comprendre que le vécu du temps par le bébé et son inscription psychique dépendent pour une large part du vécu du temps par les adultes qui s'occupent de lui. Le type de « temps vécu » par l'adulte (impression d'un temps qui ne passe pas en cas d'ennui par exemple ou, au contraire, sentiment de ne pas voir le temps passer en cas d'euphorie ou d'excitation) influe sur les caractéristiques de son style interactif et donc, à travers celui-ci, sur les représentations mentales que l'enfant va inscrire quant au déroulement temporel des différents événements interactifs dans lesquels il se trouve engagé tout au long de la journée.

Du côté des parents

LE TEMPS PERCUTÉ

La majorité des bébés admis en service de réanimation sont des prématurés, voire des prématurissimes. C'est-à-dire que, pour ces enfants, la grossesse a été interrompue au terme de six ou sept mois !

Le temps de la grossesse est un temps à part, empli de sentiments contradictoires et riche d'émotions. La femme enceinte, celle qui dit : « je suis enceinte », se vit à la fois comme toute-puissante, presque comme si elle créait elle-même la vie, et comme habitée par un autre, un étranger. Entre ces deux positions psychiques, se tisse toute une série de sentiments ambivalents à l'égard de son bébé, sentiments qui la bouleversent mais qui sont également porteurs d'une sensation d'élation inconnue d'elle jusque-là. Ce temps de création et d'habitation est celui du passage du « Je suis enceinte » au « J'ai un enfant », temps durant lequel le un se fait deux, le je se fait nous et l'être se fait avoir.

Or lorsque la naissance court-circuite ce temps de passage, de transformation profonde de la femme, c'est tout un travail psychique qui ne s'opère pas ou qui doit s'opérer en un temps ultra-raccourci. La jeune mère se sent alors incapable de retenir cet enfant qui s'échappe, qui lui échappe. Elle ne maîtrise pas les mouvements de contraction de son utérus qui agit en dehors de sa volonté. Elle se sent impuissante, incompétente ; elle est envahie par un sentiment d'échec et de culpabilité.

La maman d'Arthur nous dit, racontant ce vécu de faillite : « Je n'aurais pas dû aller en week-end. Quand j'ai senti mon ventre me tirer, je n'ai pas pu croire que c'était ça. Quand j'ai perdu les eaux, j'étais affolée. À la clinique, ils n'ont pas pu arrêter les contractions avec leurs perfusions. J'ai accouché en pensant tout le temps que je rêvais, que ce n'était pas possible. Quand je l'ai vu, il était très petit et on l'a tout de suite emmené. J'avais peur, je me suis dit qu'il allait mourir et que c'était à cause de moi. »

Aux sentiments de toute-puissance et de communion avec son bébé qu'éprouve la mère pendant la grossesse, succède ainsi la violence d'une réalité perçue comme un cauchemar d'effondrement et de perte. Les contractions douloureuses, la perte des eaux sont comme des attaques, des effractions dans le flux temporel de la grossesse. Quelque chose vous saute au visage qui ressemble à de l'effroi.

Après ces heures où l'accouchement est moins vécu comme une naissance que comme une perte, quelque chose qui échappe et qu'on voudrait retenir, viennent les heures de la séparation forcée. Alors la grossesse peut apparaître comme un rêve, quelque chose de fabriqué par l'imaginaire et qui n'a pas réellement eu lieu, qui n'a pas eu de réalité matérielle et corporelle. Dans ces conditions, l'accouchement risque de valoir comme effraction temporelle, comme un événement traumatique source de sidération et de doute sur la réalité des faits.

À ce sentiment d'échec, la mère ajoute souvent, puisqu'il faut bien trouver des raisons à chaque chose, un sentiment de culpabilité. C'est elle qui a dû faire une bêtise : trop de trajets en voiture, un déménagement, une émotion trop forte... C'est son sang qui n'est pas bon... Différentes pensées magiques viennent parfois s'y adjoindre : « Si je lui avais donné un autre prénom, j'ai l'impression que cela ne serait pas arrivé. » ou bien : « Dès le début de la grossesse, j'ai senti que quelque chose n'allait pas. »

Quelles que soient les raisons médicales logiques et rationnelles fournies à la mère, la cause n'épuise pas le sens (M.-R. Moro) et rien ne peut empêcher les parents d'interpréter ce qui arrive à la lumière de leur fantasmatique et de leur imaginaire personnels ou de leur histoire transgénérationnelle.

LE TEMPS DE L'ARRACHEMENT

Si la naissance est toujours rupture, la naissance prématurée et l'hospitalisation en soins intensifs sont, quant à elles, un arrachement. Avec le transfert de l'enfant en réanimation, c'est l'irruption d'une autre temporalité puisque, après l'infini du temps de la grossesse, c'est l'urgence de l'attente qui commence brutalement. Au temps percuté vient donc s'ajouter l'espace séparé. De la bulle intemporelle à deux qui ne font qu'un, on passe à la fracture dangereuse.

L'accouchement peut être long, mais il est souvent vécu comme rapide. Le passage de l'enfant est jugé trop bref et parfois la mère crie moins de douleur que de désespoir de ne pouvoir retenir son bébé qui lui échappe un peu plus à chaque contraction.

Et pourtant, il naît... Mais cet enfant fragile, trop petit, ne peut vivre de façon autonome. Il est rapidement montré à la mère lorsque celle-ci n'est pas endormie, puis emporté par les soignants, intubé, parfois réanimé sur place par massage cardiaque.

Lorsque l'accouchement est très prématuré, le bébé peut en effet présenter des difficultés respiratoires dues au manque de maturation biologique des poumons. Le bébé est donc pris en charge immédiatement, il est intubé, c'est-à-dire qu'un tube relie désormais ses poumons immatures à un respirateur artificiel. Il est ensuite transféré par le SAMU dans un service de réanimation néonatale proche, ou parfois plus lointain. Le papa est informé du lieu d'accueil de son enfant.

C'est souvent lui qui, le premier, entrera dans le monde de la réanimation et servira de messager entre l'enfant, la mère et l'équipe médicale. Il sera le fil qui tente de renouer le lien rompu trop tôt. Il porte sa propre angoisse et doit en même temps servir de réceptacle à celle de sa femme. Il doit tenter de comprendre ce que lui disent médecins et infirmières alors qu'il ne pense qu'à la survie de son bébé et à la détresse de sa femme. Il contient et son anxiété, parfois immense, et celle de sa femme. Il doit comprendre et retransmettre. Il est seul.

La mère aussi est seule, isolée à la maternité, entourée des cris des nouveau-nés et du bruit des visites des jeunes accouchées. Elle se sent dépossédée, ayant la sensation d'un véritable cauchemar. Que s'est-il passé, véritablement ?

Mme D. est assise sur une chaise, dans le couloir de la réanimation. Son mari lui tient la main, ils semblent perdus. C'est la première visite de Mme D. à sa petite fille, Carole. M. D. est déjà venu hier et avant-hier, il a vu Carole dans son environnement hypermédicalisé, avec ses tuyaux, ses machines et, surtout, le bruit strident des alarmes qui semble matérialiser à la fois le danger et la fiabilité du service de soins intensifs. Il a, bien sûr, expliqué à sa femme le pourquoi des machines : les infirmières lui ont fait découvrir petit à petit tout l'appareillage.

La naissance de Carole est devenue une catastrophe. Rien ni personne n'était prêt pour la recevoir, surtout pas sa mère qui se demande ce qui est arrivé, si elle est encore enceinte, si ce bébé si petit est bien cette Carole, imaginée, rêvée, à deux et aussi avec sa propre mère qui lui a raconté sa naissance à elle. Que s'est-il donc passé pour que ce qui devait être une fête se change en drame et défaite ?

LE TEMPS ABOLI

Parler du temps en réanimation, c'est également évoquer sa totale inexistence pour les phénomènes inconscients (« L'inconscient ignore le temps », dit Freud). Avoir son enfant hospitalisé en réanimation, c'est être confronté de force au réel possible de sa mort. Ce que cette idée a d'intolérable se trouve parfois amplifié par des affects inconscients liés à la mort et réactivés à l'occasion de l'hospitalisation. L'angoisse alors générée devient envahissante, totalement entravante pour les processus de pensée.

Un père, décrit par sa femme comme anéanti, ne peut envisager d'aller voir sa fillette de trois ans, Nancy, récemment hospitalisée en urgence dans le service de réanimation avec un diagnostic probable de syndrome de Guillain-Barré. Par l'intermédiaire de sa femme, la psychologue du service lui propose de le rencontrer, à l'extérieur du service.

Le lendemain de cette proposition, le père est là et il aborde au cours d'un long entretien son angoisse extrême à l'idée de la mort possible de son enfant ainsi que certains épisodes de sa propre histoire. Il évoque ainsi le décès de son père en réanimation, il y a quelques années, et, aussi, le souvenir traumatique du décès de sa grand-mère paternelle, lorsqu'il avait une dizaine d'années. Lors de l'enterrement de cette grand-mère, son père « était tombé dans le trou », c'est-à-dire qu'il s'était jeté sur le cercueil de sa mère, dans la fosse creusée.

L'enfant de dix ans a été le témoin de cette scène pénible et intense. Le décès de la grand-mère, la chute du père puis le décès du père viennent s'inscrire dans le réel de l'hospitalisation de l'enfant ; ils s'y superposent et s'y intriquent de façon inconsciente. À la fin de l'entretien, le père s'interrogeant sur les motifs de son impossibilité, malgré son désir conscient, d'entrer dans la chambre de sa fille, dira « qu'il a peur de tomber dans la chambre ». Le lien que lui propose la psychologue avec le souvenir traumatique de l'enterrement lui apparaît alors évident et surtout métabolisé en tant que pensée possible. Il se sent désormais capable d'aller voir son enfant. Il rejoint sa femme près de Nancy, sans angoisse excessive (mais pas sans inquiétude) et passe un long moment auprès de sa fillette.

Au cours d'entretiens ultérieurs, le père reviendra à plusieurs reprises sur cette problématique de la chute qui, en se cristallisant sur la double inscription du signifiant « tombe », renvoie à la fois à la perte de la verticalité et à l'espace de la mort. C'est ainsi qu'en apprenant l'hospitalisation de sa fille, « il a failli se jeter par la fenêtre », dans un revécu insupportable de l'appel téléphonique des médecins de réanimation qui lui avaient annoncé la gravité extrême de l'état de son père, en fait sa mort comme il l'avait compris en arrivant dans le service.

Cet exemple illustre bien la violence des affects inconscients, leur force toujours active bien au-delà du temps qui a passé et qui n'a rien apaisé parce qu'il s'agit d'un traumatisme (la mort de la grand-mère et son enterrement) réactivé par un second traumatisme (la mort du père), tous deux agissant à l'insu de cet homme et explosant littéralement lors du troisième et actuel traumatisme (l'hospitalisation de Nancy). Permettre par la parole une symbolisation de la réalité traumatique, c'est réintroduire une capacité de penser et une inscription dans le temps là où il n'y avait que des images percutant le présent avec effraction et paralysant littéralement toute activité de pensée.

CHAPITRE 9

La transmission de génération en génération

Le concept de transmission transgénérationnel (ou TTG) est issu du corpus théorique systémique et familialiste. Ce n'est donc pas, à proprement parler, un concept métapsychologique et les psychanalystes ont mis assez longtemps à l'intégrer dans leurs modélisations dont il fait, cependant, désormais entièrement partie. Ce sont les psychanalystes d'adultes qui s'y sont d'abord intéressés. Ensuite, les psychiatres, les psychologues et les psychanalystes d'enfants ont eu recours à ce concept en référence soit à la théorie de l'attachement, soit à la théorie psychanalytique.

La question générale embrassée par ce concept est de savoir comment le monde représentationnel des individus d'une génération donnée peut influencer le monde représentationnel (et donc, le comportement) des individus d'une génération en aval, et par où se jouent les phénomènes de transmission qui sous-tendent cette influence [1].

---

1. Les psychanalystes Nicolas Abraham et Maria Torok ont proposé de distinguer les concepts de transgénérationnel et d'intergénérationnel.

L'individu et le groupe

C'est dès 1914, dans un article intitulé « Pour introduire le narcissisme », que Freud a insisté sur les deux aspects de l'identité, à savoir l'identité individuelle et l'identité groupale. Selon lui, l'individu se trouve être « à lui-même sa propre fin », mais, en même temps, il fait partie d'un groupe qu'il constitue et qui le constitue et « auquel il est assujetti sans l'action de sa volonté ». De ce fait, pour se construire, l'individu hérite de tout un matériel psychique indispensable par le biais de sa filiation, ou plutôt de ses filiations (maternelle et paternelle).

À partir de là, un courant de recherches systémiques et psychanalytiques s'est développé pour tenter de préciser par où pouvaient s'exercer les influences des générations passées sur les générations présentes, étant entendu que la classique expression de « transmission d'inconscient à inconscient » décrit bien davantage la situation qu'elle ne l'éclaire ou ne l'explique. Nous nous contenterons ici de rappeler le « travail du négatif » (A. Green) qui se trouve au cœur de ces processus de transmission, au travers, notamment, des phénomènes de non-dit ou de trous dans la communication qui viennent

La transmission transgénérationnelle jouerait essentiellement entre des générations sans contact direct ; elle se ferait dans le sens descendant et emprunterait surtout les voies de la communication verbale (digitale) avec ses particularités structurales (le non-dit, par exemple). La transmission intergénérationnelle, elle, jouerait, au contraire, surtout entre des générations en contact direct (parents et enfants) ; elle pourrait être à double sens et passerait principalement par les voies de la communication non verbale ou préverbale (analogique). Cette distinction terminologique n'est pas retenue par tous et, actuellement, le terme de transmission transgénérationnelle (ou TTG) prévaut largement.

infléchir et gauchir celle-ci en laissant percevoir, sinon le contenu de certains secrets de famille – véritables « squelettes dans le placard » (V. Smirnoff) – du moins, l'existence de tels secrets [2].

Ces différentes recherches psychanalytiques se sont, bien entendu, déployées dans le cadre de la cure, c'est-à-dire qu'elles se sont fondées sur des reconstructions dans l'après-coup, sans possibilité d'observation en temps direct des processus en jeu (on parle alors de TTG reconstruite). Au cours des dernières décennies, l'essor de la psychiatrie du bébé et de la psychanalyse des enfants a permis une approche plus directe de ces phénomènes. L'observation des bébés et de leurs interactions (E. Bick) a également fourni des éléments de réflexion intéressants. Globalement, on peut considérer que ces travaux s'orientent dans deux directions.

LA TRANSMISSION DES MODÈLES D'ATTACHEMENT

Un premier ensemble d'études s'inscrit dans la perspective de la théorie de l'attachement de John Bowlby. Ce qui serait hérité par l'enfant, dans le cadre de ses interactions précoces, c'est-à-dire au cours de la première année de vie, consisterait en des schémas d'attachement de nature qualitative diverse et fondés sur la constitution de « modèles internes opérants » *(working internal models)* édifiés au contact des figures d'attachement principales (la mère, en premier lieu).

Grâce au paradigme expérimental de la « situation étrange » *(strange situation)*, Mary Ainsworth a permis de

---

2. Citons aussi les notions de « crypte » et de « fantôme » (N. Abraham et M. Torok, D. Dumas), de « visiteurs du Moi » (A. de Mijolla), de « télescopage des générations » (H. Faimberg), d'emprunt de sentiments inconscients de culpabilité autour de « deuils ratés » ou de « morts méconnues » (J. Cournut). Pour sa part, J.-J. Baranes a bien montré comment tout ce travail du négatif pouvait également se révéler structurant, voire nécessaire, dans certaines conditions, au maintien d'une cohésion satisfaisante au sein des groupes familiaux.

spécifier quatre grands types d'attachement chez le bébé : sécure (60 %), insécure (20 %), anxieux-ambivalent (10 %) et évitant (10 %). Un autre chercheur M. Main a mis au point une procédure d'investigation, l'*Adult Attachment Interview* (AAI), qui permet d'évaluer rétrospectivement, par le contenu et le style de son récit (narrativité), la manière sécure, insécure ou désorganisée, dont l'adulte se représente la nature de ses propres liens d'attachement précoces (quand il était bébé)[3].

Ce qu'il importe de constater, ce sont les très fortes corrélations qui semblent exister entre la cotation de la mère à l'AAI et les résultats du bébé au test de la « situation étrange ». Selon P. Fonagy, une mère qui, à tort ou à raison, se représente de manière sécure ses liens d'attachement précoces va – dans 80 % des cas environ – nouer une relation avec son bébé qui amène celui-ci à exprimer un attachement de type sécure. On constate la même corrélation en ce qui concerne les attachements de type insécure. Il y a donc un effet de transmission très lourd que l'on retrouve d'ailleurs dans les histoires cliniques de carence ou de maltraitance. Cependant, la situation n'est pas entièrement figée : contrairement à ce que l'on avait d'abord pensé, l'enfant, comme l'adulte, peut changer de catégorie (à l'AAI comme à la situation étrange) et ce changement semble d'autant plus accessible que les interventions thérapeutiques sont plus précoces (d'où l'intérêt de la psychiatrie dite périnatale).

En tout état de cause, si, dans le cadre de la théorie de l'attachement, la transmission transgénérationnelle des schémas d'attachement a surtout été décrite sur un mode linéaire et cognitif, un certain nombre de travaux actuellement en cours visent en fait à montrer les liens qui existent entre ce type d'élaborations et les modèles

---

3. B. Pierrehumbert, à Lausanne, a donné une version « française » de cet outil.

psychodynamiques classiques, ne serait-ce qu'en montrant à quel point les modèles internes opérants peuvent prétendre au statut de représentations mentales faites à la fois d'éléments affectifs et cognitifs.

LES FANTASMES PARENTAUX

Dans une autre perspective, plus psychanalytique, différents auteurs ont cherché à observer comment les représentations parentales pouvaient venir imprégner et modeler les interactions fantasmatiques entre parents et bébés (on parle alors de « TTG observée »). Cette optique de travail se trouve aujourd'hui au premier plan d'un certain nombre de travaux dans le champ de la psychiatrie du bébé.

Il est difficile de résumer, sans trahir leur richesse, l'ensemble de ces études qui orientent diversement les positions théorico-techniques de leurs auteurs. C'est en effet tout l'enjeu des consultations thérapeutiques et des thérapies conjointes parent(s)-nourrisson qui se trouve ici posé. Ainsi, Serge Lebovici insistait sur la notion de « mandat transgénérationnel » inconscient qui demande à être dévoilé et éclairci au cours de quelques consultations parents-bébé approfondies : selon lui, les processus de TTG se fondent globalement sur les différents enfants qui existent dans la tête des parents (l'enfant fantasmatique, l'enfant imaginaire, l'enfant narcissique et l'enfant mythique) et qui, au sein d'un « maillage » avec le narcissisme parental, vont concourir à l'édification et au développement du *Self* de l'enfant. De leur côté, dans le cadre de l'étude des psychothérapies brèves mère-bébé, Bertrand Cramer et Francisco Palacio-Espasa ont approfondi la notion de « projections parentales » sur l'enfant, projections de type plus ou moins névrotique ou psychotique et qui peuvent, de ce fait, se révéler plus ou moins « externalisantes » ou « contraignantes » : s'il existe bien une dialectique étroite, quant à l'impact sur le bébé,

169

entre la nature intime de ces projections et les capacités de résilience de l'enfant lui-même, il semble néanmoins qu'on puisse retrouver, quelques années plus tard, des traces de projections parentales précoces dans l'organisation du psychisme de l'enfant. Signalons, enfin, les travaux désormais classiques de D. Stern sur les processus d'« accordage affectif », qui font de ce dernier un candidat de tout premier rang au rôle de messager du matériel psychique parental dans le cadre de la TTG.

Quoi qu'il en soit, si les phénomènes de transmission transgénérationnelle commencent à être de mieux en mieux connus, ils n'en demeurent pas moins encore assez largement énigmatiques en raison de leur complexité. De nombreux problèmes restent posés : la TTG, qui est toujours mixte, maternelle et paternelle, peut-elle être intrinsèquement conflictuelle ? Porte-t-elle toujours sur des images d'objets totaux ou peut-elle au contraire porter sur des images d'objets partiels ? Les travaux sur la « TTG reconstruite » et ceux sur la « TTG observée » sont-ils antinomiques ou complémentaires ? Peut-on décrire une TTG « en positif », ou « en plein », et une TTG « en négatif », ou « en creux », en fonction de l'importance du travail du négatif ?

Finalement, il apparaît que les processus de transmission transgénérationnelle n'échappent pas au conflit ambivalentiel primaire entre pulsions de vie et pulsions de mort. À ce titre, de même qu'on peut décrire des identifications structurantes et des identifications paralysantes, des deuils développementaux et des deuils pathologiques, un narcissisme de vie et un narcissisme de mort (A. Green), une séduction initiatique et une séduction traumatique, des traumatismes mutatifs et des traumatismes sidérants... on peut sans doute décrire une TTG maturante et une TTG entravante. Tout est ici question d'équilibre. Le sujet ne peut pas se construire sans emprunter à autrui, mais la marge de manœuvre restera toujours délicate entre cet emprunt et les risques d'aliénation.

Le traumatisme de la réanimation

Nous avons vu au chapitre précédent, avec l'histoire de Nancy, l'importance du poids de l'histoire transgénérationnelle dans les réactions des parents face au traumatisme que représente toujours pour eux l'hospitalisation de leur enfant en service de réanimation. Est ainsi posée la question des traumatismes ultra-précoces en des temps où le bébé ne se perçoit pas encore comme un sujet à part entière. Autrement dit, est-il possible pour un bébé dont le psychisme se trouve encore fort peu différencié, d'inscrire en tant que tel le traumatisme de ses difficiles expériences médicales en service de soins intensifs ?

LA THÉORIE DE L'APRÈS-COUP ET SES LIMITES

Selon la théorie freudienne classique, le traumatisme se joue en deux temps au moins. Le premier correspond à l'inscription psychique d'une première scène ou d'une première série d'éprouvés qui n'ont pas de valeur déstructurante ou désorganisatrice en eux-mêmes. Ces inscriptions subsistent à l'état de traces, dans la mémoire du sujet, comme une sorte d'ensemble non encore signifiant, en tant qu'enclave interne en attente, en jachère si l'on peut dire. C'est seulement dans un deuxième temps, parfois bien des années plus tard, que la rencontre avec tel nouvel événement va réactiver, comme à rebours, ces premières traces qui, dès lors, vont acquérir un pouvoir pathogène et éventuellement destructeur en prenant une signification seconde qu'elles n'avaient pu revêtir dans le premier temps de la dynamique.

Tel est le schéma du traumatisme selon la théorie dite de

l'après-coup : le germe d'un effet potentiellement négatif est déposé dans le psychisme de l'individu, cette première inscription n'a pas de pouvoir pathologique en elle-même et c'est la rencontre avec des faits ultérieurs, réactivant la première scène par le biais d'associations de pensées (ou de représentations mentales), qui va relancer l'influence négative virtuelle de ces traces, en leur conférant un sens désormais possible du fait de la maturation psychique ayant eu lieu entre les deux temps séparés de cette dynamique.

Ce schéma paraît difficilement utilisable tel quel face à des cas de traumatismes hyper-précoces en effet : il comporte intrinsèquement un temps intermédiaire qui remet en quelque sorte à plus tard les effets nocifs de telle ou telle expérience douloureuse. Pourtant, les bébés en réanimation peuvent souffrir. Les bébés en réanimation souffrent à l'évidence. Si la théorie de l'après-coup peut être utile pour comprendre les éventuels effets à long terme d'une hospitalisation néonatale, il importe également de comprendre comment se joue l'effet traumatique en temps direct. Plusieurs hypothèses peuvent alors être formulées.

La première hypothèse consiste à ne pas prendre en compte cette théorie de l'après-coup et à dire que les bébés, même encore très peu différenciés, peuvent souffrir au même titre que n'importe quel autre sujet si les traumatismes auxquels ils sont confrontés sont trop intenses et débordent leurs modalités actuelles de défense. On se situerait là dans un modèle en un seul temps et fondamentalement lié au seuil d'intensité des expériences difficiles vécues par les bébés. Les traumatismes hyper-précoces et les souffrances qui s'y attachent seraient au fond à comprendre de la même manière que ce qui a été décrit chez les adultes sous le terme anglo-saxon de *Post-Traumatic Stress Disorders* (PTSD). Il s'agit, on le voit, d'un modèle linéaire et principalement quantitatif (tout dépend de l'intensité des stimulations reçues et du seuil de sensibilité propre à chaque enfant, seuil de sensibilité qui expliquerait que chaque enfant ne réagisse pas de la même manière à une même situation pénible donnée). Ce schéma, très en vogue à l'heure actuelle, ne va cependant pas sans soulever un certain nombre de questions. En effet, la notion de seuil de sensibilité demeure extrêmement peu précise, l'idée de situation comparable d'un sujet à un autre renvoie à quelque chose de très théorique et enfin, comment ne pas prendre en compte l'influence de l'entourage et de l'histoire de la famille de l'enfant dans la compréhension intime et qualitative des répercussions du traumatisme ?

La seconde hypothèse consiste à conserver l'idée d'un traumatisme en deux temps présente dans la théorie de l'après-coup mais de l'aménager en tenant compte du très jeune âge des bébés et de leur relative indifférenciation par rapport aux images et aux fonctionnements des adultes auxquels ils ont affaire. Deux façons d'envisager le problème peuvent alors être proposées, qui ne sont en rien contradictoires mais complémentaires. Soit l'on diffracte la théorie de l'après-coup sur plusieurs générations, en considérant que ce qui vaut comme premier temps du traumatisme pour le bébé (ici, la rencontre avec les soins de réanimation) vaut comme un nième temps possible pour ses parents, l'hospitalisation entrant en résonance avec tel ou tel événement de leur histoire personnelle : c'est ce que nous avons vu dans l'histoire de Nancy et de son père. Soit, au contraire, on contracte la théorie de l'après-coup, en considérant que le temps intermédiaire entre les deux temps du traumatisme peut se voir extrêmement réduit et pris en compte au sein même de toutes les interactions actuelles entre le bébé et les adultes qui s'en occupent. Les soins médicaux que reçoit un très jeune enfant sont en effet massivement énigmatiques pour lui, au sens fort du terme (J. Laplanche). Face à eux, le bébé se trouve dans un état de grande impuissance et de grande passivité, incapable d'y donner du sens et de les métaboliser dans son économie psychique encore très immature (voir p. 199 et suivantes). C'est cette énigme qui fait choc en rejouant, sur un plan pathologique, ce qui se joue en fait également dans un registre de normalité entre la mère et son enfant. Les soins maternels sont également énigmatiques pour le bébé, porteurs à la fois d'amour et de destructivité mais au sein d'une dynamique d'ouverture, de stimulation et de construction du sujet.

Quoi qu'il en soit, de séquences interactives en séquences interactives, le bébé – face aux soins éventuellement douloureux qui se répètent – va peu à peu traduire et retraduire progressivement les sensations corporelles et les éprouvés mentaux qui sont les siens pour les intégrer un tant soit peu au sein de son appareil psychique. Ce faisant, il en acquiert des représentations qui se transforment au cours du temps et ces remaniements permettent alors de continuer à comprendre la question des traumatismes hyper-précoces au sein de la théorie de l'après-coup mais revisitée et repensée sur un espace de temps beaucoup plus restreint que dans le schéma freudien.

LA PRISE EN COMPTE D'UN TEMPS CIRCULAIRE

Finalement, ce que l'on voit à travers ce débat sur la conceptualisation des traumatismes chez le très jeune enfant, c'est la nécessité d'approfondir ce que l'on pourrait appeler la clinique de la construction du sujet, la « clinique de l'origine » (F. Ansermet). L'émergence du sujet ne peut guère se concevoir en dehors de son histoire, de son « arbre de vie » (S. Lebovici). Or l'histoire d'un bébé est fondamentalement liée à celle de ses parents, soit à ses deux filiations, maternelle et paternelle. Même les bébés ont besoin d'une histoire, et d'une histoire qui ne soit pas seulement une histoire biologique ou génétique mais aussi une histoire relationnelle. Cela est indispensable à leur croissance et à leur maturation psychiques progressives.

Certes, tout accouchement, toute naissance comporte une certaine valeur de traumatisme pour les parents. Mais, quand il s'agit de surcroît d'une naissance prématurée, avec un temps percuté, un temps de l'arrachement et un temps aboli, la dimension traumatique de l'événement peut alors se trouver massivement amplifiée. On ne peut passer ce fait sous silence, quand on cherche à comprendre l'impact des soins de réanimation sur les bébés à court, à moyen et à long terme pour eux. Bien au contraire, nous avons besoin de prendre en compte un temps circulaire et non pas un temps seulement linéaire : le présent (des bébés) se comprend à la lumière du passé (des parents) mais le passé (des parents) peut aussi redevenir douloureux à la lumière du présent (des bébés).

C'est en travaillant sur cette dialectique qu'on peut probablement – en tout cas, nous l'espérons – atténuer les effets traumatiques sur les bébés de leur séjour en réanimation et les aider à se construire en tant que personne malgré des débuts de vie difficiles, douloureux et risqués. Cette opportunité de travail sur le transgénérationnel peut aussi, dans certaines conditions, devenir une chance supplémentaire qui leur est offerte, une porte qui leur serait ouverte sur un avenir échappant au poids des entraves et des répétitions du passé.

CHAPITRE 10

Éthique et réanimation

Le concept principal semble être celui de réanimation d'attente. Si, en amont (salle de naissance, intervention en urgence du SAMU), la réflexion est inenvisageable dans la mesure où l'acte interventionniste est nécessaire et ne supporte aucun délai, si, en aval, l'idée dominante est celle du soin dans les services de médecine intensive, en revanche, en réanimation, il s'agit surtout de maintenir un état – celui d'être vivant –, de le maintenir jusqu'à ce que l'enfant soit devenu capable de vivre seul et ceci... avec une certaine qualité de vie !

Le temps d'attente doit permettre l'élaboration aussi précise que possible d'un diagnostic « objectif ». Cette élaboration nécessite un certain nombre d'investigations et d'examens qui demanderont éventuellement à être renouvelés. Après ce diagnostic d'entrée, un pronostic est envisagé et c'est de lui que dépend principalement la future qualité de vie de l'enfant. Si, dans les cas extrêmes, la décision est relativement aisée (enfant récupérant vite et bien ou, au contraire, enfant présentant une atteinte cérébrale massive), il n'en va pas de même dans tous les états intermédiaires où l'avenir de l'enfant peut sembler plus ou moins compromis sans que l'on puisse dire exactement dans quelle mesure.

Dans ce domaine, les statistiques sont souvent d'une utilité restreinte, le cas particulier étant beaucoup plus fréquemment la règle. Chacun se trouve confronté alors à ses propres limites, entre ce qu'il imagine, ce qu'il admet et ce qu'il tolère de la vie et ce, en fonction de son histoire personnelle, de son savoir, de son expérience mais aussi de sa culture, de sa religion et, en dernier ressort, de sa métaphysique privée.

La décision qui doit impérativement suivre l'étape de réflexion (il n'est pas question d'esquiver le problème en envoyant prématurément l'enfant en service de soins intensifs) vient donc buter sur des convictions intimes et parfois secrètes ou cachées. Et, aussi, sur ce que nous nous cachons à nous-mêmes : tout à la fois notre peur de la différence et notre désir de sauver à tout prix.

Accepter de prendre le temps de réfléchir, c'est accepter ses limites intérieures et sa propre ambivalence. C'est aussi savoir que la décision appartiendra au service de réanimation et, finalement, aux médecins de cette équipe. Si le consensus à l'intérieur de l'équipe (élargie à tous ceux qui sont intervenus, d'une manière ou d'une autre, dans l'établissement du diagnostic) n'est pas possible, on envisage alors le recours à un tiers, sous la forme d'un comité d'éthique. Lorsque le cas est encore plus complexe, il est souhaitable que ce comité s'adjoigne des experts en la matière dont les compétences et la notoriété soient reconnues de tous.

Le pouvoir d'interrompre un processus (celui du maintien des fonctions vitales) est véritablement vertigineux même, et peut-être surtout, si ce processus de réanimation a été déclenché par soi-même.

Vie et mort, réanimation et extinction.

Vie à quel prix, mort à quel coût ?

La notion d'éthique implique une réflexion sur ce qui est « bien ». Non pas au moment même, mais en tenant compte de l'espace et de l'environnement de l'enfant (est-ce bien pour cet entourage et ces parents-là ?) et du temps à venir (ce bébé sera-t-il « bien » dans un certain nombre d'années ?). Il ne suffit pas parfois de dire : « On arrête ce qu'on a commencé. » Il est parfois nécessaire d'être plus actif et de faire un véritable geste d'arrêt.

Or ce temps d'attente qui est nécessaire est aussi celui d'un probable attachement des parents, de l'équipe et de l'enfant, qui rend de plus en plus difficile la décision de mort. Combien d'histoires n'entendons-nous pas ? « On nous avait bien dit qu'il serait paralysé, un légume et regardez-le maintenant ! » Ou bien à l'inverse : « Ils l'ont réanimé pendant des jours, ils l'ont fait souffrir et regardez ce qu'il est devenu ! Pourquoi avoir fait tout cela ? »

Prendre la décision la moins mauvaise serait peut-être celle qui permettrait de dire cinq ans après : « J'ai fait le bon choix. » Mais prévoir ce qui adviendra ou peut advenir dépend à la fois de facteurs objectifs (diagnostic, pronostic) et de facteurs subjectifs (limites personnelles du réanimateur, désir de vie de l'enfant lui-même, évaluation du vécu des parents). De tout cela, aucune certitude profonde n'émergera jamais car on se trouve ici dans le registre du relationnel, c'est-à-dire de l'irrationnel et de l'humain. Il n'y aura donc souvent aucune certitude mais seulement des doutes taraudants.

C'est ainsi une attitude humble, la plus consciente possible des limites personnelles de chacun, de ses pulsions, de ses interdits, qui permettra de faire un choix nécessaire (continuer ou interrompre la réanimation), le moins mauvais possible : celui vers lequel penchent le jugement et l'affect de tous. En ce domaine, il ne faut jamais être seul. Il importe de pouvoir toujours exprimer en un lieu calme sa conviction profonde et de pouvoir la faire connaître à l'ensemble de l'équipe. Des temps de réunion sont nécessaires pour ce qui ne peut se décider entre deux portes. Il s'agit en effet de mettre à nu les conflits intérieurs et les angoisses de chacun, de s'exposer à l'autre. La chose n'est pas facile, mais c'est le seul chemin possible pour chercher et trouver un consensus préalable à la prise de décision.

Troisième partie

QUELQUES PISTES
SUR LE DÉVELOPPEMENT PSYCHIQUE
DU BÉBÉ

CHAPITRE 11

La qualité et l'humanisation des soins

À l'heure actuelle, en France, chaque infirmière s'occupe d'au moins trois malades et lorsqu'un enfant réclame une attention particulière, il « bloque » à lui tout seul une infirmière pour plusieurs heures tandis que les autres infirmières se retrouvent automatiquement avec une charge de travail supplémentaire. Le fonctionnement actuel des unités se fonde sur un raisonnement quantitatif : on met en place un nombre de soignants pour un nombre déterminé d'enfants malades mais sans tenir compte véritablement de la lourdeur qualitative et spécifique de la pathologie de chaque enfant. Ce type d'organisation ne laisse donc que peu de place à une analyse comportementale de l'enfant, analyse qui seule permettrait d'adapter les soins à ses besoins.

Certes, des progrès considérables ont déjà été réalisés dans la qualité des soins somatiques. Ainsi, le taux de handicap chez les enfants très prématurés (de poids inférieur à 1 000 grammes) se situe désormais entre 15 et 25 %, et ce compte tenu de la baisse progressive du terme à partir duquel on envisage raisonnablement une réanimation (on l'entreprend aujourd'hui pour des bébés nés à vingt-quatre semaines de terme, soit à cinq mois et demi de grossesse, et ne pesant que cinq cents grammes !). De plus en plus d'enfants, extrêmement prématurés, arrivent donc à l'école indemnes de tout handicap physique, même si des troubles de l'apprentissage, de l'attention, du langage ou de la coordination visuo-motrice sont parfois observés (en l'absence de toute anomalie neuro-radiologique ou électroencéphalographique). Toutefois, cette avancée remarquable ne doit pas conduire à minimiser le fait, aujourd'hui bien établi, que la qualité des stimulations sensitives et sensorielles peut influencer la structure et le fonctionnement du système nerveux central du bébé. Les bébés en réanimation sont soumis à des stimulations pénibles ; ils reçoivent des soins douloureux et sont confrontés à des rythmes de vie inadéquats qui ménagent très peu de place pour de vraies périodes de sommeil.

Aussi, afin de limiter les nuisances liées à ces soins et à leur nécessité, des programmes de soins aux nouveau-nés prématurés et qui intègrent la participation des parents sont depuis peu en cours d'élaboration. À cet égard, il faut particulièrement insister sur le protocole mis au point par l'équipe du docteur Als de Boston.

Le programme NIDCAP

Selon la « théorie synactive du développement néonatal », l'enfant est l'acteur principal de son propre développement. Celui-ci s'articule autour de cinq sous-systèmes – végétatif, moteur, alternance veille/sommeil, attention et autorégulation –, lesquels sont eux-mêmes profondément influencés par l'environnement et la qualité des soins reçus. Partant de ces fondements théoriques, l'équipe du docteur Als a défini en 1986 un programme d'intervention intitulé le « programme néonatal individualisé d'évaluation et de soins de développement » (*Neonatal Individualized Developmental Care and Assessment Program*, ou **NIDCAP**).

Ce programme repose sur l'observation hebdomadaire formalisée du comportement de l'enfant avant, pendant et après les soins, les repas, les changes, les prélèvements sanguins... depuis son admission jusqu'à sa sortie de l'hôpital. L'observateur évalue la capacité de l'enfant à organiser et à moduler ses cinq sous-systèmes ; il note les signes de bien-être et d'autorégulation aussi bien que les signes de stress. Ensuite, il rédige un rapport détaillé qui décrit le comportement de l'enfant au cours d'une observation complète. Notons que, pour un observateur entraîné, cette procédure peut nécessiter jusqu'à trois ou quatre heures.

À la suite de ces observations, certaines recommandations sont formulées afin d'aider les soignants à soutenir de manière spécifique le développement de chaque enfant. En voici les grands axes :

– adapter l'environnement physique à l'enfant en réduisant l'intensité lumineuse et sonore ;

– permettre à l'enfant de se mettre en position de flexion en installant une sorte de « nid » (cocon) à l'intérieur de la couveuse, ce qui permet à l'enfant d'être mieux contenu ;

– concentrer les soins sur une période limitée dans la journée afin de libérer une période de repos et de sommeil ;

– aider les parents à comprendre et à « interpréter » les comportements de leur enfant, à participer aux soins et à essayer de pouvoir décoder au mieux ses besoins.

Résultats et perspectives

En janvier 2000, l'équipe de Westrup a publié dans la revue américaine *Pediatrics* les résultats d'une étude prospective randomisée menée sur des enfants prématurés de moins de trente-deux semaines. À cette occasion, elle a mis en évidence une diminution de la durée nécessaire de la ventilation mécanique ainsi qu'une plus faible incidence de l'évolution vers une dysplasie broncho-pulmonaire chez les enfants inclus dans le programme NIDCAP. Toutefois, ces résultats, qui semblent très encourageants, doivent être évalués avec prudence, car ils reposent sur l'observation, au demeurant relativement courte, de seulement vingt-trois enfants (treize en soins conventionnels et douze en programme NIDCAP).

En outre, l'implantation d'un programme de soins tel que le NIDCAP nécessite une formation approfondie du personnel (deux à trois ans de formation dans des centres spécialisés) et l'adhésion totale des parents à la participation aux soins. À l'heure actuelle, cette formation est encore trop coûteuse pour pouvoir être envisagée sur une large échelle. Le programme NIDCAP paraît plus facilement réalisable dans des pays comme le Canada où chaque infirmière de réanimation ne s'occupe que d'un seul enfant. En France, il est plus difficile d'envisager une telle approche compte tenu des moyens humains actuellement disponibles.

La douleur chez le bébé

La douleur physique est définie comme une expérience sensorielle et émotionnelle désagréable associée à un dommage tissulaire réel ou virtuel ou décrite dans les termes d'un tel dommage.

Cette définition essentiellement fondée sur le sensoriel et l'émotionnel est difficilement applicable au nouveau-né et surtout au prématuré. Ce dernier est considéré à juste titre comme un être immature et cette immaturité englobe la transmission des influx nerveux et l'intégration des messages neuronaux. Le prématuré a de ce fait été longtemps pensé comme protégé de la douleur en raison même de cette immaturité et ceci d'autant plus que les éprouvés et l'interprétation des manifestations de la douleur comportent une grande part de subjectivité.

Pour les cultures primitives, la douleur était conceptualisée comme le résultat de l'action de certains fluides magiques ou de démons à l'intérieur de l'organisme. La culture judéo-chrétienne a considéré la douleur comme une punition divine, conséquence d'un péché originel. Pour les philosophes, Platon et Aristote, la douleur était une sensation ressentie en contrepartie d'un plaisir. Vers 1900, émerge la théorie selon laquelle la douleur résulterait de la stimulation de certains récepteurs spécifiques au niveau de la peau. Ce n'est que vers 1960 que l'hypothèse d'un mécanisme de la douleur fondé sur l'existence de deux types de fibres nerveuses a été avancée : la douleur serait facilitée par des fibres fines (les fibres nociceptives) et serait inhibée par des fibres myéliniques de gros calibre.

Pendant toute cette période, c'est surtout la douleur de l'adulte qui a été étudiée. De l'avis général, l'enfant ne souffrait pas et donc ne justifiait pas de traitement antalgique. Ce dogme est resté ancré dans la tête des soignants jusqu'au début des années 1990. Ainsi, en 1989, une enquête auprès des parents, des infirmières et des internes d'un grand hôpital universitaire de la région parisienne montrait encore que respectivement 77 % des parents, 48 % des infirmières et seulement 14 % des internes pensaient que l'enfant hospitalisé souffrait !

En 1985, 77 % des nouveau-nés opérés pour une ligature de canal artériel ne recevaient aucun antalgique majeur en per-opératoire ni en post-opératoire et ceci, en dépit de l'ouverture de la cage thoracique... En 1987, une enquête auprès de vingt-quatre services de réanimation pédiatrique dans dix pays européens révèle que seulement 60 % des nouveau-nés bénéficient d'une analgésie systématique après un geste de chirurgie thoracique. En 1988, 48 % des anesthésistes anglais ne prescrivaient jamais d'antalgiques après une chirurgie lourde chez le nouveau-né.

L'insensibilité du nouveau-né : mythe ou réalité ?

L'absence de myélinisation a été proposée comme un index d'immaturité du système nerveux central du nouveau-né prématuré. Elle est utilisée fréquemment comme un argument pour défendre l'idée que les nouveau-nés, même à terme, seraient incapables de percevoir la douleur alors même que, chez l'adulte, les perceptions nociceptives sont acheminées en partie par des fibres amyéliniques.

Cette affirmation a été longtemps renforcée par une méconnaissance totale des bases neurophysiologiques de la transmission de la douleur. En effet, chez le fœtus, la myélinisation complète des voies de la douleur se fait vers la trente-septième semaine de gestation. La maturité fonctionnelle du cortex cérébral existe dès la trentième semaine. Les neurotrasmetteurs apparaissent très tôt. La substance « P » qui semble être le principal neurotransmetteur de la douleur lente apparaît même entre la douzième et la seizième semaine de gestation. Ainsi, on estime désormais que les structures anatomiques et biochimiques nécessaires à la perception de la douleur sont en place dès la vingt-quatrième semaine d'aménorrhée.

Récemment, les travaux d'Anand dans la revue *Pediatric Clinic of North America* ont démontré les deux faits suivants :

– Les opioïdes endogènes (substances morphino-mimétiques produites par l'organisme lui-même) sont libérés chez le fœtus humain à la naissance en réponse à un stress fœtal ou néonatal. Les bébés nés par voie basse ou ayant nécessité une extraction instrumentale ont ainsi des taux de bêta-endorphines très élevés, ce qui témoigne de la possibilité d'une telle sécrétion dès la naissance.

– Les réponses du nouveau-né au stress sont trois à cinq fois plus importantes que chez l'adulte en l'absence d'anesthésie. Ces réponses peuvent être atténuées ou abolies par l'utilisation d'antalgiques tels que les dérivés morphiniques. Ainsi, les nouveau-nés ayant reçu une anesthésie adaptée ou un traitement antalgique pendant l'intervention chirurgicale sont beaucoup plus stables biologiquement pendant l'intervention elle-même et pendant la période post-opératoire.

Les expressions cliniques de la douleur

Le principal problème est de reconnaître qu'un bébé est douloureux, car l'expression clinique de la douleur est, chez lui, éminemment variable. En France, c'est notamment grâce aux travaux d'un chercheur comme Annie Gauvain-Piquard qu'on sait aujourd'hui mieux se repérer.

Le bébé, et en particulier le prématuré, n'exprime pas sa douleur de manière directe ou, en tout cas, de manière analogue à celle du grand enfant ou de l'adulte. Il s'agit de manifestations comportementales explosives : cris, grimaces, agitation ou perturbation de certains paramètres physiologiques (tachycardie, hypertension artérielle...). Parfois, il peut adopter certaines positions qu'on appelle antalgiques avec des attitudes figées qui en font un bébé relativement immobile. Ces mêmes réactions peuvent être retrouvées chez le prématuré de moins de trente semaines.

Les expressions faciales du nouveau-né sont souvent associées à des événements émotionnels tels que le plaisir, la tristesse, la surprise mais aussi, parfois, la douleur. Toutefois, le cri demeure le premier moyen de communication du nouveau-né. Il peut être dû à des stimuli autres que la douleur. Certaines études ont pu classer les cris en fonction de leur valeur de signification de détresse et également en fonction de leurs propriétés spectrographiques. Ces études ont montré qu'une distinction peut être faite entre les cris de douleur, les cris de faim ou les cris de peur par un observateur entraîné ou par l'analyse spectrographique. Les cris dus à la douleur ont leurs propres caractéristiques chez le nouveau-né. Les changements du timbre des cris semblent corrélés au degré d'intensité du stimulus douloureux.

Aujourd'hui, il a été démontré que le nouveau-né même prématuré possède, nous l'avons dit, toutes les structures fonctionnelles nécessaires pour percevoir la douleur. Cependant, cette perception semble plus diffuse dans l'espace et plus durable dans le temps, en raison de l'insuffisance de myélinisation des voies sensitivo-sensorielles et de l'immaturité du schéma corporel. Le seuil de la douleur semble plus bas en raison de l'immaturité du système d'inhibition de la douleur et en raison de la sécrétion relativement insuffisante d'opioïdes. L'évaluation de la douleur chez le prématuré est très difficile à quantifier véritablement.

En néonatalogie, la douleur est quasi permanente car, souvent, il s'agit d'enfants hospitalisés pendant des semaines voire des mois. Sur ce fond de mal-être constant, auquel s'ajoutent la privation de la famille et le vécu désagréable de la ventilation mécanique prolongée, viennent se greffer des épisodes de douleur aiguë liés à des gestes techniques le plus souvent invasifs. La douleur peut être mixte, physique et psychique. Un bébé trop sage peut être à tort considéré comme un bébé calme et dans un état de bien-être alors qu'il peut tout à fait s'agir d'un bébé qui souffre mais qui adopte cette attitude figée pour minimiser sa souffrance et « économiser » son psychisme (attitude de retrait). On dispose maintenant d'échelles de retrait (A. Guedeney et coll.) mais celles-ci peuvent avoir du mal à distinguer le retrait douloureux d'autres formes de retrait (dépressif, asthénique, autistique...).

Il n'existe pas de douleur sans psychisme pour l'éprouver. En revanche, l'excès de douleur peut laisser de véritables « cicatrices psychiques ». Même le grand enfant qui est capable de penser et de parler ne comprend pas toujours pourquoi les traitements sont parfois beaucoup plus douloureux que la maladie elle-même, souvent indolore. Face à une douleur physique, psychique ou mixte, le psychisme peut tenter de se couper de sa partie souffrante (clivage), ce qui explique qu'une partie du corps puisse parfois demeurer comme figée et désinvestie.

Cette expérience douloureuse entrave considérablement les capacités d'éprouver, d'aimer et de vivre en envahissant l'ensemble du champ de conscience. Chez l'adulte, un excès de douleur qui dépasse les moyens d'auto-protection entraîne une situation d'abandon et de renoncement qui se traduit cliniquement par une sorte de passivité indifférente. Par extrapolation, on peut considérer que certaines situations d'atonies psychomotrices du nouveau-né ou du prématuré ont valeur d'équivalent de désinvestissement psychique lié à la douleur.

En néonatalogie, la douleur psychique est essentiellement représentée par la douleur liée à la séparation et elle se trouve en partie liée aux sentiments d'angoisse et de culpabilité transmis aux bébés malades par leurs parents et par les équipes soignantes.

CHAPITRE 13

La naissance psychique

L'étude de la naissance de la vie psychique s'inscrit dans le mouvement général de la psychiatrie du bébé dont l'essor a été considérable dans la deuxième partie de ce siècle, et cet intérêt accru pour le bébé traduit, en partie, une dynamique fondée sur la quête des origines.

L'esprit humain est fait de telle sorte qu'il est à la fois fasciné par le point zéro de toute chose et en même temps dans l'impossibilité de s'en donner des représentations incontestables : le zéro et l'infini sont des notions qui, par essence, échappent à l'entendement humain. Il en va de même pour la naissance de la vie psychique et la seule solution dont nous disposons est de tenter de nous forger des modèles qui nous aident à penser l'impensable tout en sachant qu'il ne s'agit que de modèles plus ou moins métaphoriques et qui, immanquablement, trahissent – par l'effet de mise en mots et en processus secondaires – des vécus et des éprouvés de l'enfant difficilement imaginables car très primitifs, très archaïques, très originaires.

Pendant longtemps, la réflexion sur les origines de la vie

psychique a dû se contenter d'une approche mythologique. Les mythes ont en effet, par leur pouvoir métaphorique, comme l'a bien montré Claude Lévi-Strauss, une capacité d'ouverture représentative et une aptitude à supporter plusieurs niveaux de « lecture » différents. D'où leur possibilité d'offrir des réponses simultanées à plusieurs questions existentielles à la fois.

Plus récemment, cependant, l'étude des débuts de la vie psychique a été relancée et enrichie par trois sources nouvelles : d'abord, le matériel issu des cures analytiques d'adultes ou d'enfants (celui-ci donne accès rétrospectivement, et dans certaines conditions, à toute une série de mécanismes et de processus psychiques à l'œuvre chez tout individu aux commencements de sa vie) ; ensuite, l'étude de plus en plus approfondie des tableaux autistiques et psychotiques précoces (ces tableaux peuvent, en effet, d'un certain point de vue, être compris comme des enlisements de l'enfant dans les stades les plus précoces de son développement psychique et l'on sait les apports considérables du mouvement post-kleinien dans la compréhension psychodynamique de ces états grâce à l'attention prêtée au contre-transfert du praticien) ; enfin, l'observation directe analytique des bébés (notamment, selon la méthodologie décrite par E. Bick). Grâce à ces différentes données, la réflexion s'oriente actuellement suivant quatre lignes de force principales.

1. La croissance et la maturation psychiques de l'enfant se situent à l'exact entrecroisement de l'endogène et de l'exogène. Autrement dit, il n'y a pas de place aujourd'hui pour une quelconque « *one-body psychology* » du bébé. Celui-ci ne peut être considéré qu'en relation, c'est-à-dire en interaction avec un environnement matériel et humain. C'est la réciprocité mais aussi la dissymétrie obligée de ses échanges avec ses partenaires interactifs adultes qui, seules,

vont lui permettre de jeter les bases de son appareil psychique personnel. De nombreux auteurs ont insisté sur ce point comme Winnicott (« un nourrisson tout seul, cela n'existe pas »), Green (« tout psychisme, pour s'instaurer et s'éprouver comme tel, doit d'abord se donner à penser à un autre psychisme ») ou Bion (avec les concepts de fonction alpha et de « capacité de rêverie maternelle »).

2. Grâce à l'étude des compétences néonatales du bébé et de son système interactif précoce, on sait maintenant que l'enfant humain est un être à orientation sociale immédiate et qui doit s'inscrire dans une filiation (maternelle et paternelle) pour pouvoir s'approprier une pensée et un langage qui préexistent naturellement à sa naissance. Même les bébés ont besoin d'une histoire et d'une histoire qui ne soit pas seulement une histoire génétique. D'où la place qu'il convient de réserver aux effets de rencontre qui interdisent toute attitude prédictive figée et qui doivent amener, à l'instar de Freud déjà, à se montrer plus destinal que développementaliste au sens étroit du terme.

3. À partir de là, on peut sans doute décrire une sorte de trépied théorique comme socle de la modélisation de la naissance psychique, étant entendu que penser consiste à pouvoir se donner des représentations de soi, des représentations du monde et des représentations enfin des relations que l'on entretient avec soi-même et avec les objets qui nous entourent. À cela, il faut d'ailleurs ajouter que l'activité de penser ne peut pas se résumer à un simple travail de catégorisation et de décodage mais qu'elle implique bel et bien la capacité de faire surgir du nouveau puisque chaque sujet possède un monde représentationnel qui lui est absolument spécifique.

– *Il existe tout d'abord un double ancrage* – corporel et interactif – des processus de représentation, de symbolisation et de sémiotisation chez l'enfant. Pour l'ancrage corporel, Freud a très tôt insisté sur la primauté du Moi-corps, sans lequel il n'y a pas de sensations possibles, lesquelles sont d'abord vécues en termes de « processus originaires » (P. Castoriadis-Aulagnier). Il existe actuellement un courant de recherches à propos de ces « signifiants primordiaux » ou archaïques, véritables constituants élémentaires des représentations futures.

Le saut, le passage des sensations corporelles aux perceptions et aux toutes premières formes de représentation demeure évidemment encore très largement énigmatique. Mais l'enfant a absolument besoin d'un ancrage interactif ou relationnel pour pouvoir progressivement ordonner et catégoriser ses premières mises en forme (processus originaires), les mettre en scène au sein de scénarios fantasmatiques (processus primaires) et ultérieurement les mettre en énoncés (processus secondaires). C'est parce que l'adulte qui s'occupe de l'enfant dispose déjà de ces trois registres de processus psychiques qu'il va pouvoir tirer l'enfant en avant, en quelque sorte, dans son activité de psychisation.

– *Il existe ensuite un processus de stratification* par traductions successives des processus originaires en processus primaires et de ces derniers en processus secondaires mais très rapidement, tout éprouvé psychique donne lieu à une traduction simultanée sur ces différents plans.

Cette conception, déjà présente dans les lettres de Freud à W. Fliess, a été reprise et approfondie par Jean Laplanche dans sa théorie dite de « la séduction généralisée » (voir *infra*) qui fournit en outre un modèle du refoulement primaire permettant d'éviter le recours à l'hypothèse de « fantasmes originaires » phylogénétiquement hérités.

L'observation directe des bébés et de leurs interactions permet également, à sa manière, de décrire des précurseurs comportementaux aux différents types de fantasmes originaires.

– *Enfin, il existe un gradient* qui va de l'indice au signe en passant par les « équations symboliques » de H. Segal et les « identifications intra-corporelles » de G. Haag, gradient qui ne peut se mettre en place que dans le champ de la relation et de l'intersubjectivité. Si la symbolisation de type mature consiste à pouvoir se représenter l'objet absent et même, plus subtilement, l'absence de l'objet, tout commence en fait sur le fond d'une présence de l'objet primaire qui aide l'enfant dans le repérage de ses premières sensations. De contenant initial, l'objet primaire va donc devenir progressivement contenu de pensée grâce à l'intériorisation par l'enfant de la capacité de contenance de cet objet primordial lui-même.

4. Quant à la possibilité de faire surgir du nouveau qui rend unique et spécifique la psyché de chaque sujet, plusieurs pistes de réflexion sont actuellement disponibles qui passent par l'influence de la dynamique fantasmatique parentale, par la capacité d'auto-(ré)organisation de l'appareil psychique (théorie des « catastrophes » de R. Thom), par les nouvelles théories de la mémoire (G. Edelman) et par l'apprentissage d'une certaine aptitude à la non-représentation sélective.

Au terme de ces quelques lignes très condensées, on retiendra, concernant la naissance du psychique, l'importance cruciale du corps et de la relation qui fait dire à un auteur comme R. Kaes que « le monde n'est que corps et groupe ». C'est seulement sur cette toile de fond que peuvent être compris l'accès à l'intersubjectivité ainsi que les processus de subjectivation de l'enfant.

CHAPITRE 14

Séduction originaire et signifiants énigmatiques

Pendant longtemps, à partir notamment des premiers travaux de Freud, la séduction a été comprise en termes d'événements effectivement survenus dans la réalité biographique des individus. En effet, Freud a d'abord vu à l'origine des névroses l'intervention d'un fait de séduction dans l'enfance c'est-à-dire, le plus souvent, une agression ou des attouchements sexuels de l'enfant par un adulte ou même par un enfant plus âgé dans la perspective d'une sorte d'initiation sexuelle traumatique. Très rapidement, pourtant, dès 1896, il remettra en question cette théorie du « traumatisme réel » de l'étiologie des névroses (tel est son classique renoncement à sa « neurotica ») pour élaborer une théorie du « traumatisme imaginaire », selon laquelle la source des névroses dépendrait moins de la survenue de ces événements dans la réalité extérieure objective que de leur élaboration dans la réalité interne, psychique, subjective de l'individu. En effet, la dynamique œdipienne fait que tout sujet, au cours de son histoire précoce, peut être amené à s'imaginer, à fantasmer des faits de séduction qu'il désire et redoute tout à la fois dans le cadre de ses positions pulsionnelles à l'égard de ses imagos parentales.

D'une certaine manière, pendant toute la première moitié du XXe siècle, les réflexions psychanalytiques ont oscillé dialectiquement entre ces deux versions de la séduction. Or la séduction n'a pas seulement un rôle désorganisateur ou destructeur ; dans certaines conditions, elle peut également être structurante et organisatrice. C'est dans cette optique que se situent les travaux très importants de Jean Laplanche, qui a mis en avant l'aspect quasi inévitable et nécessaire d'une certaine forme de séduction, appelée « séduction originaire » car ultra-précoce.

Selon Laplanche, en effet, il y a séduction chaque fois que le sujet se voit confronté passivement à des faits ou à des messages énigmatiques émanant d'autrui, qu'il ne peut encore intégrer, décoder et métaboliser en raison du niveau de son développement psychoaffectif personnel. Les agressions ou les attouchements sexuels d'un enfant trop jeune entrent évidemment dans ce cadre (c'est la « théorie restreinte de la séduction » conçue comme accidentelle et non obligatoire) mais, selon Laplanche, cette situation de passivité se retrouve aussi de manière inévitable dans la confrontation du bébé aux soins maternels (c'est la « théorie généralisée de la séduction » conçue comme constante, nécessaire et physiologique).

Les soins maternels seraient en effet fondamentalement énigmatiques pour le bébé, car ils ne s'adressent pas seulement à ses besoins corporels. Par exemple, quand une mère donne le sein à son enfant, elle lui donne certes le lait qui lui est nécessaire pour sa croissance, mais rien ne peut faire que dans son psychisme à elle, son sein ne soit aussi un organe hautement impliqué dans sa vie érotique de femme. Cette double dimension du sein, à la fois alimentaire et sexuelle, est cruciale.

Sans le savoir, en effet, en même temps qu'elle nourrit son bébé, la mère lui transmet des messages qualifiés d'« énigmatiques » par Laplanche. Il s'agit de messages sexuels inconsciemment émis par elle et dont l'enfant ne peut psychiquement rien faire, compte tenu de l'immaturité de son développement psychique encore très en deçà de toute problématique érotique proprement dite. L'enfant reçoit donc de plein fouet ces messages, ces signifiants intraduisibles par lui, et d'autant plus intraduisibles que la mère elle-même n'est pas consciente du fait qu'elle les émet. Il se trouve donc dans une situation d'impuissance et de passivité traductrices qui fait énigme pour lui et qui fait choc par sa dimension simultanée d'attirance et d'effroi (« Que me veut ce sein ? »).

Quand la mère se rend compte, parfois, que son lait n'est pas seulement vecteur de nutriments caloriques, elle peut prendre peur et c'est sans doute l'origine d'un certain nombre d'interruptions brutales et apparemment inexpliquées d'allaitement. Dans d'autres cas, la mère va poursuivre l'allaitement qui peut revêtir alors une dimension d'érotisation plus ou moins pervertie et pervertissante.

Quoi qu'il en soit, ce qui importe pour notre propos, c'est qu'à travers ses soins, la mère s'adresse tout autant à l'auto-conservation de son enfant qu'à sa sexualité. C'est cette partie sexuelle et inconsciente de sa relation avec lui qui met celui-ci en situation dite de « séduction originaire ».

D'un émetteur qui n'a pas conscience de la nature sexuelle des messages qu'il émet à un récepteur encore trop immature pour pouvoir utiliser ces messages, tel est donc le circuit de la séduction originaire décrite par Jean Laplanche. Si nous avons cru utile de faire ici ce rappel, c'est parce qu'il nous semble que, d'une certaine manière, les soins du bébé en réanimation réactivent ou amplifient cette situation. En effet, les soignants, comme la mère, ont une relation avec l'enfant qui concerne les besoins de son corps et, partant, sa survie (c'est même leur tâche primaire), mais, qu'ils le sachent ou non, qu'ils le veuillent ou non, leurs actions comportent également une charge pulsionnelle d'amour et de haine (inhérente aux racines de leur vocation).

C'est pourquoi, dans un certain sens, les soins du bébé en service de réanimation viennent remettre en jeu et présentifier cette situation de séduction originaire qui fait partie de la trajectoire développementale de tout bébé mais qui prend ici une dimension d'autant plus aiguë qu'elle se trouve étroitement corrélée avec de véritables enjeux vitaux.

CHAPITRE 15

Le sentiment de la continuité d'exister

Le sentiment de la continuité d'exister est une notion que l'on doit à D.W. Winnicott. Elle renvoie à la fois à la question des identifications primaires et à l'axe narcissique du développement de la personnalité, l'ensemble étant pris, comme toujours chez Winnicott, au sein de la dynamique interrelationnelle qui s'établit entre la mère et l'enfant.

Ce concept est en rapport avec les identifications primaires, puisque dans le sentiment d'exister continûment, il y a le sentiment d'exister, tout simplement. Or, ce sont bien les identifications primaires, essentiellement pré-œdipiennes, qui permettent à l'enfant de se situer du côté de l'être (alors que les identifications secondaires, plutôt œdipiennes et post-œdipiennes le situeront davantage du côté de l'avoir). Autrement dit, le sentiment de la continuité d'exister est lié à la prise de conscience par le bébé de son existence en tant que personne ou plutôt en tant qu'organisme distinct et progressivement individué, ce qui ne peut se jouer que dans le champ d'une authentique intersubjectivité (il faudrait d'ailleurs distinguer ici une conscience thétique, c'est-à-dire capable de se penser en tant que « je » et une conscience non thétique dont seraient certainement capables certains animaux et les très jeunes bébés, voire les fœtus).

Toutefois, ce concept est également en rapport avec le narcissisme (primaire) en ce sens que la notion de continuité, soulignée par Winnicott, ne peut s'ancrer que dans le ressenti par l'enfant d'une certaine fiabilité, d'une certaine stabilité de son existence (confiance progressive en ses assises narcissiques), au-delà de toutes les variations de la qualité du *holding*.

Pour Winnicott, en effet, il existe trois grandes fonctions d'ordre maternel : la fonction de *holding*, la fonction de *handling* et la fonction d'*object-presenting*. Si la fonction d'*object-presenting* ouvre l'enfant à la tiercéité, si celle de *handling* lui fournit les bases de son intégration psychosomatique, la fonction de *holding*, ou de contenance, est, quant à elle, centrale dans les processus de personnalisation. Or, cette fonction de contenance se trouve d'abord assurée par la mère, en raison de l'immaturité initiale du bébé humain, tant par ses capacités de *holding* physique (manière de tenir, de maintenir et de contenir gestuellement son enfant) que par ses capacités de *holding* psychique (manière de le soutenir et de le contenir dans sa voix, son regard, sa tête...) avant d'être reprise progressivement à son compte par l'enfant lui-même. Cette intériorisation progressive des différentes fonctions tout d'abord assurées par la mère (en tant que moi-auxiliaire) se trouve d'ailleurs, de manière générale, au cœur des processus d'autonomisation de l'enfant et de son accès à l'indépendance.

Winnicott a décrit dans le développement du nourrisson un premier stade dit de « dépendance absolue » et qui correspond aux toutes premières semaines de sa vie pendant laquelle la mère vit une « folie normale » ou une « préoccupation maternelle primaire ». Il s'agit d'une période pendant laquelle la mère, en raison d'un fonctionnement psychique particulier fondé sur une identification régressive profonde à son bébé (grâce aux traces mnésiques qu'elle a elle-même gardées vivantes, quoique enfouies dans les couches les plus anciennes de son appareil psychique, de ses propres expériences précoces), se trouve particulièrement à même de recevoir et de décoder les signaux qui émanent de son enfant.

Les besoins de l'enfant sont ainsi « interprétés » et exaucés avant même, ou presque, de pouvoir être ressentis comme tels par l'enfant lui-même. L'enfant fonctionne alors selon le régime de « l'objet créé-trouvé » puisqu'il lui suffit de penser à l'objet qui lui est nécessaire pour que, grâce à cette disponibilité maternelle remarquable, il le trouve *ipso facto* dans son environnement (non encore vécu comme une réalité extérieure). On conçoit le fantasme d'autarcie mégalomaniaque qui découle de cette situation.

Progressivement, la mère va réinvestir sa vie de femme (et pas seulement de mère) et peu à peu se montrer moins complètement réceptive vis-à-vis des besoins de son enfant. Ceci est tout à fait structurant car l'enfant va désormais devoir trouver en lui-même des ressources compensatoires pour surmonter les relatives faillites du *holding* auxquelles il se trouve confronté. Il passe ainsi d'un état de « dépendance absolue » à un état de « dépendance relative » qui, si tout se passe bien, lui permet à la fois un certain dégagement intersubjectif et la mise en place du sentiment de la continuité d'exister.

Le fil rouge de son soi (ou *Self*) ne lui est plus en effet uniquement fourni de l'extérieur. L'enfant doit compter sur lui-même pour colmater les différents creux interactifs qu'il expérimente. Outre son activité de représentation mentale, il doit « inventer » un certain nombre de manœuvres substitutives face au décrochage maternel relatif, manœuvres au rang desquelles on pourrait aujourd'hui décrire les petits mouvements « non-stop » des bébés et les « identifications intra-corporelles » systématisées par G. Haag.

Quoi qu'il en soit, c'est de ce travail initialement défensif face à la perte que va graduellement émerger le sentiment d'un Soi continu et stable qui concourt au maintien, transitoirement nécessaire, d'une certaine omnipotence narcissique. Il importe de noter que ce sentiment d'une continuité d'exister se trouve mis à mal, et probablement mal instauré, dans le champ d'un certain nombre de fonctionnements psychotiques et aussi par les conditions de vie difficiles en service de réanimation néonatale.

CHAPITRE 16

L'accès à l'intersubjectivité

La notion d'intersubjectivité est une notion relativement récente ou, plutôt, une notion qui a connu un développement considérable dans le champ de la psychologie développementale et de la psychiatrie du nourrisson. De fait, elle n'appartient pas au corpus métapsychologique classique et les psychanalystes, dans l'ensemble, s'en préoccupent relativement peu dans la mesure où ils s'intéressent davantage à l'intra-psychique qu'à l'interpersonnel. Seul le courant de la psychanalyse « développementale » considère que le champ de l'intersubjectivité doit être pris en compte pour approcher au mieux les mécanismes intimes de l'ontogenèse de la personne, c'est-à-dire de la mise en place de la psyché.

L'ontogenèse psychique repose en effet sur une double différenciation qui, dans la perspective adoptée par les principaux auteurs européens, ne peut être que lente et graduelle, car très coûteuse sur le plan énergétique. Il faut d'ailleurs remarquer que ce n'est pas parce que ces processus se voient menés à bien dans la plupart des cas – fort heureusement, d'ailleurs ! – qu'ils sont pour autant simples et aisés : les enfants qui s'y enlisent le montrent clairement par les risques autistiques et psychotiques qu'ils encourent alors...

Qu'en est-il donc de cette double différenciation ? Sous ce terme, on entend généralement l'instauration conjointe d'une différenciation intra-psychique et d'une différenciation extra-psychique. La première correspond au mouvement qui permet la spécification progressive des diverses fonctions psychiques, c'est-à-dire la spécification dans le registre psychodynamique des diverses instances intra-psychiques (ça, moi, surmoi ou bien inconscient, préconscient et système perception-conscience). La seconde différenciation, qui nous intéresse davantage au regard de l'intersubjectivité, correspond au mouvement qui permet au futur sujet de se dégager de la symbiose originelle et de prendre peu à peu conscience de la séparation existentielle ou, pour dire les choses plus simplement, de comprendre que soi et autrui ne sont pas confondus, ne l'ont pas vraiment été et ne le seront jamais plus.

Sur le plan linguistique, cette différenciation extra-psychique qui permet l'accès à l'intersubjectivité se reflétera ultérieurement, vers l'âge de trois ans, par l'acquisition du « Je ». Pouvoir dire « Je » témoigne de l'acquisition du sentiment d'exister en tant que personne singulière, spécifique, unique en son genre et individualisée, et ce même s'il ne saurait y avoir de superposition rigoureuse entre le sujet grammatical et le sujet dit phénoménologique. Pouvoir dire « Je » signe le fait que l'individu se vit désormais comme séparé et distinct d'autrui, c'est-à-dire comme non inclus dans l'autre, non collé à lui. La distinction suppose à la fois une reconnaissance de l'autre comme d'un objet à part entière (et qui se vit lui-même comme un sujet) et un constat de l'écart et de la béance entre soi et l'autre. Ce processus, éminemment dynamique, débute chez l'*in-fans*, donc bien avant l'avènement du langage (qui ne fera que reprendre et refléter ce mouvement dans un second temps).

Ce sont les racines de cette intersubjectivité qui se trouvent, depuis quelques décennies, au centre de toute une série de travaux importants traitant de la croissance et de la maturation psychiques de l'enfant en devenir. En son temps, un chercheur comme M. Mahler avait déjà parlé du processus d'« éclosion psychique » qu'elle situait approximativement à la jonction du premier et du deuxième trimestre de la vie. Selon elle, la gestation anatomique qui se conclut par l'accouchement se poursuivait ensuite par une période de « gestation psychique », l'enfant étant alors étroitement contenu dans le psychisme de la mère (ce que Winnicott a conceptualisé sous le terme de « préoccupation maternelle primaire »). Le système projectif réciproque entre la mère et l'enfant est alors tellement intense et tellement serré qu'il n'est guère possible pour l'enfant de se ressentir comme un objet distinct et séparé – H. Segal parle à ce propos d'« unité originaire ».

Quoi qu'il en soit, au bout de quelques mois, grâce à l'établissement du « sentiment d'une continuité d'exister » qui se met en place grâce à l'expérience des absences de la mère, l'enfant va prendre conscience qu'il existe en dehors de lui une instance ou un principe maternant, qu'il n'est pas seul au monde en quelque sorte (fantasme d'autarcie mégalomaniaque). Cette découverte va remanier de fond en comble son système de communication qui va passer d'une communication initiale de type syncrétique à une communication plus interactive et renvoyant précisément à l'inscription psychique d'un certain écart intersubjectif. Les indices comportementaux qui marquent cet accès graduel à l'intersubjectivité seront par exemple les conduites de coopération aux soins (repas, bain, change...), qui vont bien au-delà de simples comportements d'imitation ou même d'anticipation mimétique sous-tendus par une adhésivité en deçà de toute intersubjectivité.

Ces conduites de coopération, souvent émouvantes pour l'adulte qui en est le témoin et qui les remarque, incitent à penser que désormais l'enfant est devenu capable de prêter à l'autre des désirs, des intentions, des projets le concernant. La découverte que cet autre a donc un espace psychique interne personnel va probablement de pair chez l'enfant avec la prise en compte de l'existence d'un espace psychique interne pour lui-même. C'est le règne de la tridimensionnalité psychique (D. Meltzer) qui s'ouvre ici et on comprend que ces considérations aient pu être reprises dans une perspective cognitiviste et intégrées au modèle de la « théorie de l'esprit » (S. Baron-Cohen, U. Frith).

Dans une tout autre optique, les travaux de Daniel Stern ont également beaucoup apporté à la question de l'émergence de l'intersubjectivité. Selon lui, les processus d'« accordage affectif » ou d'« harmonisation des affects » *(affective atunement)* ne deviennent véritablement opérationnels qu'à partir du troisième trimestre de la vie, en dépit de précurseurs probables plus précoces, dans la mesure où ils conditionnent et signent tout à la fois la mise en jeu d'une intersubjectivité efficiente.

L'intersubjectivité constitue donc actuellement une notion centrale dans les recherches sur le développement précoce. Son étude n'est pas dissociable de celle de l'émergence des représentations mentales. Elle conditionne l'avènement du langage – puisqu'il n'y a pas de langage possible tant que le futur sujet se vit en interpénétration ou en collage avec autrui, sans zone aucune de « transitionnalité » (D.W. Winnicott), mais le langage viendra ensuite, à son tour, refléter cette intersubjectivité.

Actuellement, l'une des questions majeures de la psychologie et de la psychiatrie du développement précoce est de mieux comprendre les modalités de passage de l'intersubjectif à l'intra-psychique. Pour les bébés longtemps hospitalisés en service de réanimation, l'accès à l'intersubjectivité dépend évidemment en grande partie de la qualité des soins reçus et des relations vécues par lui au cours de son séjour hospitalier.

Épilogue

Sur le montage photographique effectué par les parents d'une petite fille, Charlotte, la mère d'un autre enfant prématuré a écrit le commentaire suivant :

L'éclat de rire de la vie

La vie qui éclate dans tout le corps, dans les gestes, ceux du jeu, ceux de l'attention, ceux de la découverte.

Regarde l'enfant, regarde son regard, regarde son appétit de vivre.

Regarde le doigt qui se tend vers le coquillage de la plage, qui va saisir, observer, théoriser peut-être.

Cinq photos pour montrer sa fierté de mère.

Cinq photos qu'il a choisies avec son regard de père sur l'enfant ; qu'il a assemblées dans cet ordre-là : jeu, regard, sensualité, observation.

Regarde encore, derrière le premier regard s'en cache un autre, non plus regard mais souvenir inscrit en fond d'écran.

Ce qui nous fait fondre.

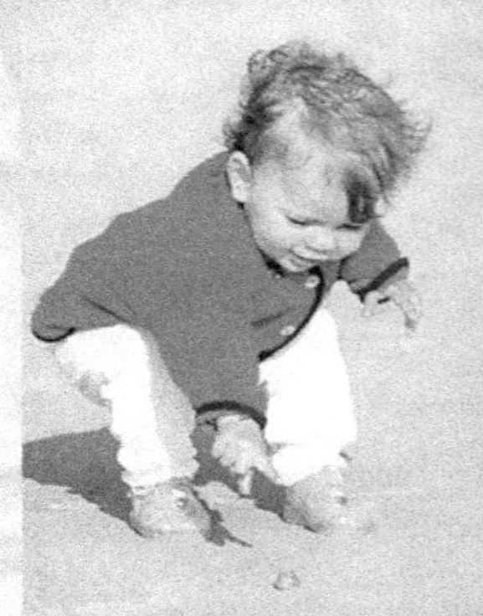

Charlotte - née le 9/1/97 à 35 semaines
Infection strept. B - 7 jours de réanimation
20 jours de néonat' à St-Vincent-de-Paul

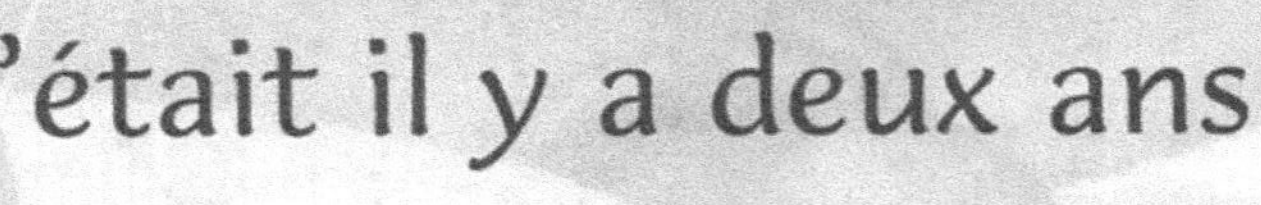

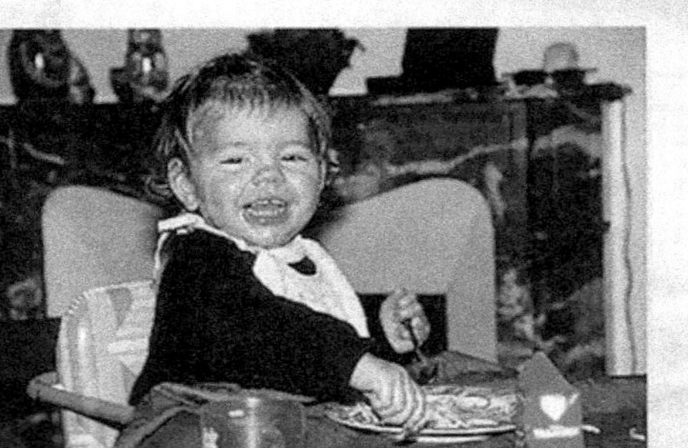

C'était il y a deux ans!

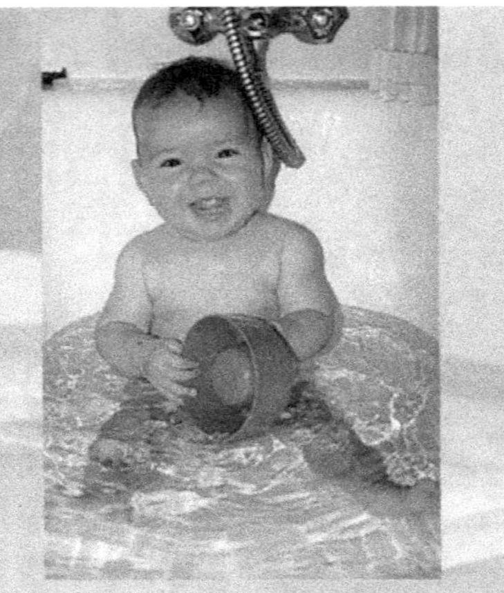

C 'était il y a 3 ans ½ !

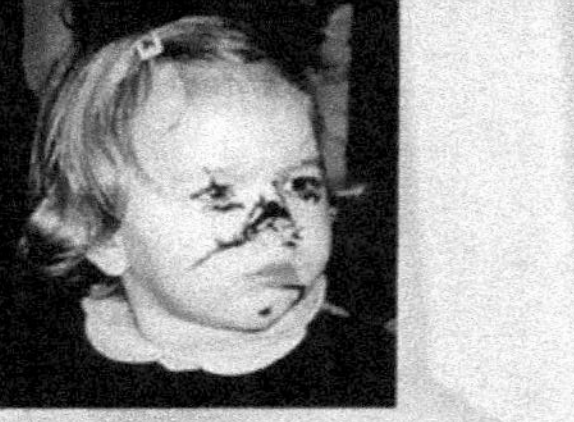
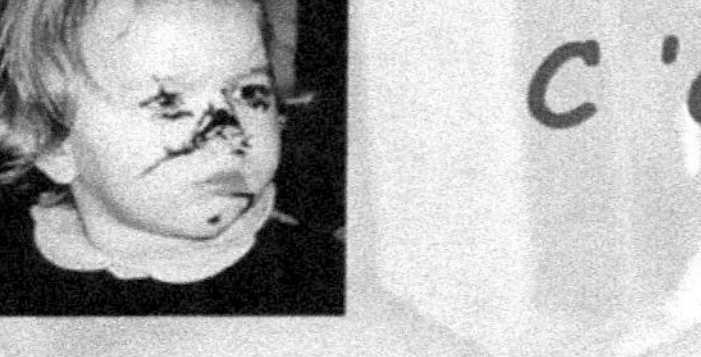
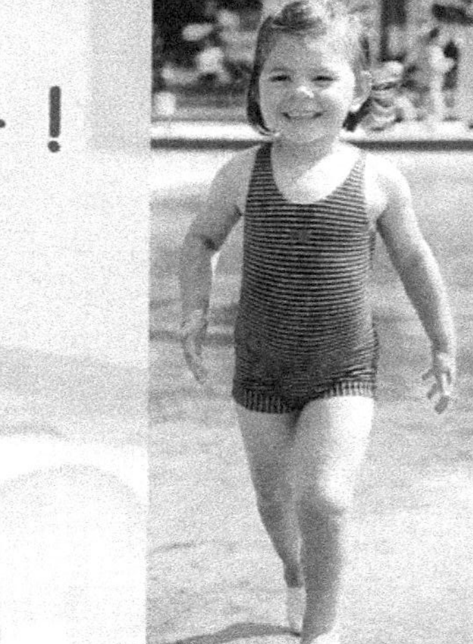
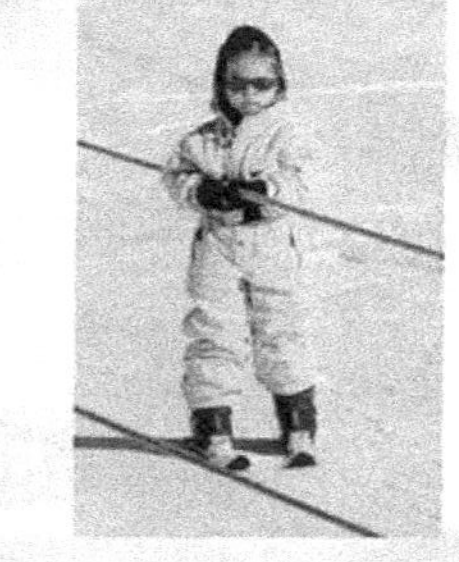
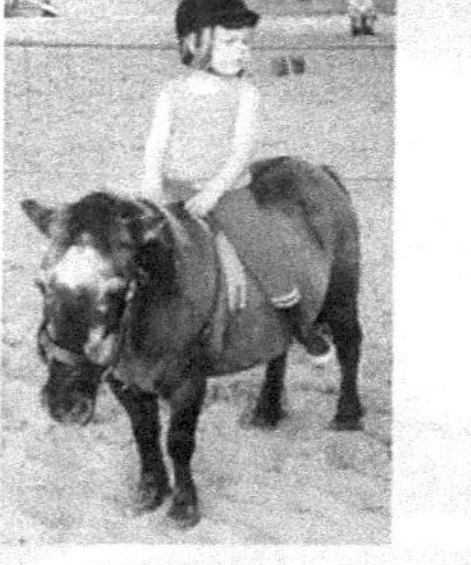
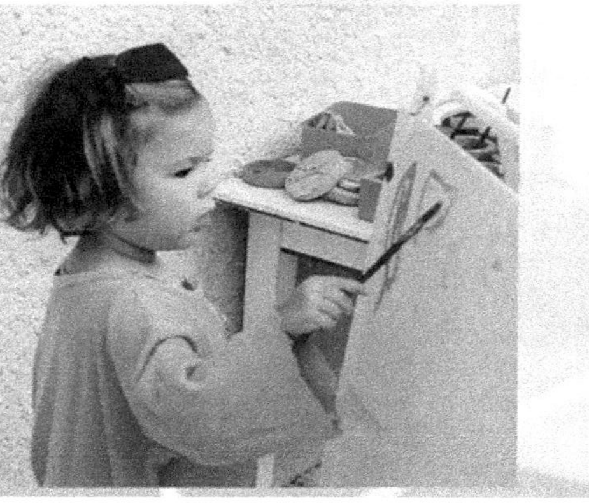
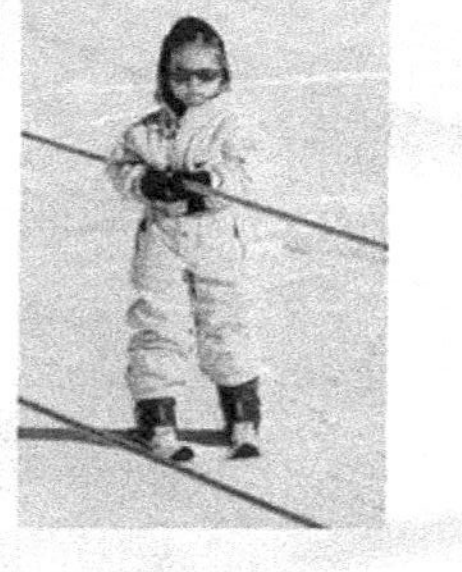
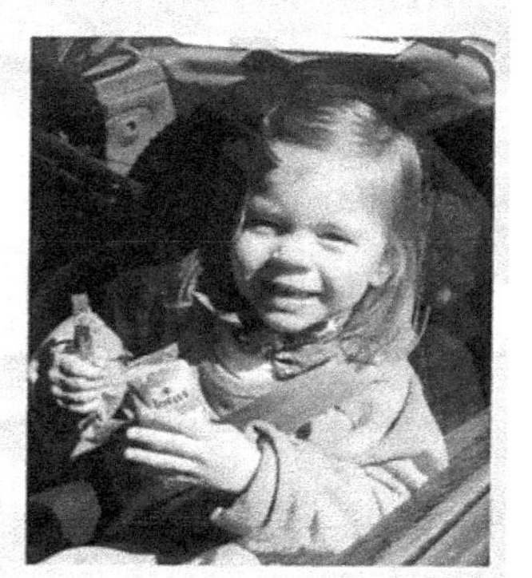

Charlotte - née le 9/1/97 à 35 semaines
Infection strept. B - 7 jours de réanimation
20 jours de néonat' à St-Vincent-de-Paul

Ce fondu enchaîné qui est à l'arrière. Fondu d'amour mais d'angoisse vive toujours là, en arrière-plan.

Ce que ni son père ni sa mère ne peuvent oublier, qui reste inscrit juste derrière tous ses gestes, tous ses signes de vie.

Regarde, vois.

Cette tête aux yeux clos. Ce corps figé, tuyauté, ces jambes inertes.

Là, juste derrière la vie, le souvenir de la mort frôlée.

Vois : derrière les images bien nettes de ses deux ans, puis de ses trois ans, en transparence, dans un espace qui l'entoure et qui le constitue, l'image floue de la mémoire aiguë.

Inoubliable réanimation. Cette épreuve première, initiation pour la vie, qui l'a faite pietà avant de la faire mère.

Qui l'a fait photographe d'une impossible paternité.

Le corps de l'enfant nu. Crucifié. Résurrection qui ne peut exister que parce que la mort a été là, tout près.

Deux ans et toujours au fond le souvenir qui apparaît à chacun de ses progrès, de ses rires.

Quand ne sera-t-elle plus une enfant sauvée ?

Quand sera-t-elle seulement une enfant qui joue ?

Nous voici donc arrivés au terme de ce parcours dans la vie d'un service de réanimation infantile. Certains de nos objectifs auront peut-être été atteints. Quels étaient-ils au fond ? D'abord, faire pénétrer le lecteur au cœur même de ces services si particuliers où de tout petits enfants veulent essayer de vivre avec l'aide des adultes, et l'atmosphère de ces services de réanimation est très complexe. Bien loin des clichés triomphalistes colportés à l'envi par les mass media, il s'agit d'équipes faites d'hommes et de femmes qui mettent en actes leurs espoirs et leurs idéaux mais qui vivent aussi leurs doutes et leurs propres incertitudes. Des hommes et des femmes qui ont également leur vie personnelle, qui souvent ont eux-mêmes des enfants et qui doivent – autant que faire se peut – ne pas confondre les deux registres de leur vie privée et de leur vie professionnelle, pour ne pas courir le risque de projeter sur des histoires de vie dont ils ont la responsabilité leurs propres solutions et leurs propres réponses.

La médecine néonatale est bien évidemment une médecine de haute technicité, mais elle est aussi une médecine qui nous confronte immanquablement à la souffrance et à la mort ainsi qu'à de graves questions existentielles qui ne peuvent être appréhendées qu'avec beaucoup de tact et de mesure et avec un infini respect d'autrui. Il nous a semblé important de faire partager au lecteur toute une série d'interrogations qui sont celles de ces équipes qui acceptent de travailler, jour après jour, dans des domaines où se côtoient de manière si intriquée la vie, la mort et la maladie.

Par cet ouvrage, nous avons également voulu faire sentir qu'un bébé qui naît n'est pas encore, automatiquement, un bébé qui va vivre. Ceux qui travaillent dans les services de maternité savent que même les bébés bien portants, même les bébés qui vont bien passent par une phase très précaire, une phase de grande vulnérabilité, juste après leur sortie du ventre maternel. À ce moment-là, les bébés se trouvent sur une ligne de crête très étroite, entre la vie et la mort, et il faut, en quelque sorte, qu'ils « optent pour la vie » (M. Soulé) en faisant pencher du bon côté le conflit violent qui se joue entre leurs pulsions de vie et leurs pulsions de mort.

C'est, à l'évidence, encore plus vrai et encore plus spectaculaire pour les bébés en réanimation. Tout le travail des adultes est alors de les aider, de toutes leurs forces humaines et techniques, à avoir suffisamment envie de vivre, à vouloir vivre tout simplement.

Nous espérons avoir montré qu'aucun de ces combats n'est gagné d'avance. Beaucoup le sont, fort heureusement, mais c'est toujours le fruit d'un travail difficile, assumé par des équipes soignantes dont le dévouement n'a d'égal que la qualité de leur formation technique et relationnelle. Vivre ou mourir, naître ou renaître parfois, tel est l'enjeu formidable que nous proposent ces enfants qui nous apprennent beaucoup et auxquels nous devons tant.

Enfin, nous aimerions avoir fait comprendre que le but de ces services de réanimation infantile n'est pas seulement de gagner contre la mort. Leur but est aussi de faire en sorte que ces débuts de vie si difficiles ne s'inscrivent pas dans le psychisme de ces enfants et de leurs familles comme des traumatismes indélébiles et susceptibles de compromettre tout le cours de leur vie. Les psychologues, les psychiatres et les psychanalystes étudient de manière de plus en plus approfondie cette question des traumatismes hyper-précoces. Est ainsi apparue une nouvelle clinique, qu'on pourrait qualifier de « clinique de l'origine » (F. Ansermet).

La théorie du traumatisme telle qu'elle a été développée chez l'adulte ne suffit pas en effet à rendre compte de l'impact de ces expériences précoces si douloureuses. Pour mieux les comprendre, nous avons besoin désormais de resituer chaque enfant dans son histoire et notamment dans l'histoire de ses deux filiations, maternelle et paternelle. Un traumatisme, en effet, ne se définit pas seulement par son intensité. Il se définit également, pour chaque enfant, par les effets de résonance qu'il a, ou qu'il n'a pas, dans l'histoire de sa famille et de ses deux parents.

Pour se construire psychiquement, même les bébés ont besoin d'une histoire et d'une histoire qui ne soit pas seulement une histoire médicale mais aussi une histoire relationnelle. Et c'est en démêlant les fils de celle-ci qu'on peut peut-être aider les enfants précocement meurtris à dépasser les effets du traumatisme, à les inscrire dans leur psychisme mais d'une manière qui ne soit pas paralysante et qui puisse ensuite trouver sa place, et peut-être même une place structurante, dans le cours de leur existence. Alors, mais alors seulement, nos actions d'adultes auront aidé ces enfants à naître ou à renaître physiquement, à naître ou à renaître psychiquement.

Certains bébés s'en « sortent » mieux que d'autres en fonction sans doute de leur force de résilience personnelle (B. Cyrulnik, M. Manciaux) mais, en tout état de cause, le rôle des équipes soignantes et des parents est ici déterminant.

Glossaire

Aménorrhée : absence de règles.

Anasarque fœto-placentaire : œdèmes généralisés sous-cutanés et viscéraux accompagnés d'épanchement dans les différentes séreuses (plèvre, péritoine) et qui touchent le fœtus et le placenta.

Anasarque immunologique : anasarque par incompatibilité entre la mère et le fœtus quant aux différents groupes de globules rouges.

Ascite chyleuse : accumulation de chyle dans la cavité péritonéale. Le chyle est un liquide laiteux constitué de lymphe et de graisses, présent dans les canaux lymphatiques de l'intestin grêle pendant la digestion.

Bronchospasme : contraction spasmodique des bonches.

Canal artériel : petit vaisseau qui relie, pendant la vie intra-utérine, l'aorte au niveau de la partie terminale de la crosse et l'origine de la branche gauche de l'artère pulmonaire.

Cardiopathie congénitale : ensemble d'affections du cœur de l'enfant qui se manifestent avant, pendant ou après l'accouchement.

Caryotype : matériel chromosomique qui caractérise une

espèce donnée. Par exemple chez l'homme, le caryotype comporte 46 chromosomes dont 44 autosomes et 2 chromosomes sexuels (gonosomes) qui sont respectivement XX chez la femme et XY chez l'homme.

Dextrostix : méthode biochimique semi-quantitative pour doser le dextrose (d-glucose) qui est la source principale d'énergie dans l'organisme. La mesure se fait par des bandelettes réactives qui changent de couleur en fonction de la teneur en sucre.

Dysplasie broncho-pulmonaire : trouble dans le développement du tissu bronchique et pulmonaire survenant après la naissance. La principale cause en est la ventilation artificielle. Certaines dysplasies broncho-pulmonaires peuvent cependant survenir chez des enfants prématurés qui n'ont jamais été ventilés.

Gavage : introduction d'aliments dans l'estomac à l'aide d'un petit tube en plastique (sonde).

Gaz du sang : dosage des différents constituants gazeux du sang (oxygène, gaz carbonique).

Hydramnios : abondance anormale du liquide amniotique.

Hydrocèle : épanchement de sérosités dans la tunique qui entoure les testicules.

Hypoplasie pulmonaire : développement insuffisant du tissu pulmonaire survenant le plus souvent pendant la vie fœtale.

IRM : Imagerie par Résonance Magnétique.

Leucomalacie péri-ventriculaire : lésions ischémiques de la substance blanche cérébrale autour des divers ventricules cérébraux.

Macrosomie : poids de naissance excessif pour l'âge gestationnel.

Maladie des membranes hyalines : maladie respiratoire des prématurés liée à un manque de surfactant.

Métrorragie : hémorragie utérine survenant en dehors des règles.

Morphine et substances morphino-mimétiques : stupéfiants dérivés du pavot et dotés d'un effet antalgique et sédatif puissant.

Myélinisation : dépôt d'une gaine de substance lipidique qui forme un manchon autour de la surface des neurones.

Neurotransmetteurs : substances libérées par les terminaisons des neurones lorsqu'ils sont stimulés.

Opioïdes : substances antalgiques endogènes dont le rôle est de moduler la douleur.

Pneumothorax : épanchement d'air dans la cavité pleurale qui entoure les poumons.

Pyélonéphrite : maladie infectieuse du rein et du bassinet.

Rythme nycthéméral : cycle biologique regroupant un jour et une nuit.

Surfactant : liquide visqueux qui forme un film très mince tapissant la face interne des alvéoles pulmonaires pour leur éviter de se collaber.

Volo-traumatisme : agression par distension des alvéoles pulmonaires à la suite de l'insufflation d'un volume d'air ou d'un mélange d'air et d'oxygène lors de la procédure de ventilation artificielle.

Bibliographie

Als H., « Individualized behavorial and environmental care for the very low birth weight preterm infant at high risk for bronchopulmonary dysplasia : neonatal intensive care unit and developmental outcome », *Pediatrics*, 1986, 78, 6, p. 1123-1132.

Anan K. J., « The neuroanatomy, neurophysiology and neurochemistry of pain, stress and analgesia in newborns and children », *Pediatr. Clin. North Am.*, 1989, 3, p. 795-822.

Ansermet F., *Clinique de l'origine – L'enfant entre la médecine et la psychanalyse*, Lausanne, Payot, coll. « Psyché », 1999.

Anzieu D., *Le Moi-peau*, Paris, Dunod, 1985.

Beyssac-Farges Cl., Syfuss-Arnaud S., *Le bébé prématuré – l'accueillir, le découvrir, le soutenir*, Paris, Albin Michel, 2000.

Bick E., « The experience of the skin in early object-relations », *International Journal of Psychoanalysis*, 1968, 49, p. 484-486.

BICK E., « Notes on infant observation in psychoanalytic training », *Int. J. Psychoanal.*, 1964, 45, p. 558-566.

CASTRORIADIS-AULAGNIER, *La violence de l'interprétation – Du pictogramme à l'énoncé*, Paris, PUF, coll. « Le fil rouge », 1975.

DEHAN M., « Réflexions sur les problèmes éthiques en réanimation néonatale et pédiatrique », *La Presse médicale*, 1988, 17, p. 503-508.

DRUON C., *À l'écoute du bébé prématuré – Une vie aux portes de la vie*, Paris, Aubier, 1996.

FOUCAULT M., *Surveiller et punir*, Paris, Gallimard, 1975.

GAUVAIN-PIQUARD A., « La douleur et le bébé », *in Psychopathologie du bébé* (sous la dir. de S. LEBOVICI et F. WEIL-HALPERN), Paris, PUF, 1989.

GOLSE, B. « Le concept de transgénérationnel », *Le Carnet-Psy*, 1995, 6, p. 12-16.

GOLSE B., GOSME-SÉGURET S., « Suivi des enfants en réanimation néonatale », *Journal de Pédiatrie et Puériculture*, 1998, 11, 6, p. 357-359.

GOLSE B., *Du corps à la pensée*, Paris, PUF, coll. « Le Fil rouge », 1999.

GOSME-SÉGURET S., MOKHTARI M., GOURRIER E., PHAN F., DUVERDIER C., GOLSE B., WOOD C., « Analyse d'un questionnaire concernant le vécu des parents dont un enfant a été hospitalisé plus d'un mois en service de réanimation pédiatrique », *Journal de Pédiatrie et Puériculture*, 1994, 7, 5, p. 275-280.

GOSME-SEGURET S., « Côté couleurs, côté douleurs (la douleur dans un service de réanimation pédiatrique) », *Journal de Pédiatrie et Puériculture*, 1994, 7, 8, p. 492-494.

GOSME-SEGURET S., MOKHTARI M., LE BOUEDEC S., HUON C., « Le complexe d'Élisée (Lettre à la rédaction) », *Archives de Pédiatrie*, 1997, 4, 10, p. 1017-1019.

HOUZEL D., « Le concept d'enveloppe psychique », *in Les*

enveloppes psychiques (D. Anzieu et coll., Paris, Dunod, coll. « Inconscient et Culture », 1987, p. 23-54.

HOUZEL D., « Penser les bébés – Réflexions sur l'observation des nourrissons », *Revue de médecine psychosomatique*, 1989, 19, p. 27-38.

HUAULT G., « Réanimation de l'enfant au moment de la naissance », *Revue du Praticien*, 1969, 19, p. 4147-4154.

LAPLANCHE J., « De la théorie de la séduction restreinte à la théorie de la séduction généralisée », *Études freudiennes*, 1986, 27, p. 7-25.

LAPLANCHE J., *Nouveaux fondements pour la psychanalyse*, Paris, PUF, coll. « Bibliothèque de Psychanalyse », 1987.

LEBOVICI S., *Le nourrisson, la mère et le psychanalyste. Les interactions précoces*, Paris, Le Centurion, coll. « Paidos », 1983.

MARCELLI D., « De l'hallucination d'une présence à la pensée d'une absence (à propos du rôle de l'absence dans les relations d'objet précoces », *in Position autistique et naissance de la psyché* (D. Marcelli), Paris, PUF, coll. « La Psychiatrie de l'enfant », 1986.

MATHELIN C., *Le Sourire de la Joconde – Clinique psychanalytique avec les bébés prématurés*, Paris, Denoël, 1998.

SOULE M., « La Vie du fœtus. Son étude pour comprendre la psychopathologie périnatale et les prémices de la psychosomatique », *La Psychiatrie de l'enfant*, 1999, XLII, I, p. 27-69.

WESTRUP B., « A randomized controlled trial to evaluate the effects of the newborn individualized developmental care and assessment program in a swedish setting », *Pediatrics*, 2000, 105, p. 66-72.

WINNICOTT D. W., *De la pédiatrie à la psychanalyse*, Paris, Payot, coll. « PBP », 1975.

WINNICOTT D. W., *La Nature humaine*, Paris, Gallimard, coll. « Connaissance de l'Inconscient », 1990.

Remerciements

Nous remercions, bien entendu, toute l'équipe de l'unité de réanimation néonatale de l'hôpital Saint-Vincent-de-Paul dirigée par le docteur Catherine Huon, équipe qui nous a permis de pénétrer dans sa vie quotidienne, qui nous a transmis ses questionnements, montré son savoir-faire et qui nous a fait confiance quant à l'élaboration des faits cliniques auxquels nous avons ainsi eu accès.

Nous remercions également tout particulièrement Martine Bloch, coauteur à part entière de cet ouvrage et qui a su, avec toute sa sensibilité et tout son tact, donner vie aux différents témoignages qui illustrent ce travail. Elle est parvenue, nous semble-t-il, à faire passer l'intensité émotionnelle et la vérité d'histoires ô combien douloureuses et marquantes sur le plan humain.

Nous tenons enfin à remercier ceux qui constituent et qui nous ont offert la matière même de ce livre : Sandrine, Carole, Sébastien, Marc, Alexandre ainsi que tous les enfants et tous les parents qui, jour après jour, depuis des années, nous apprennent notre métier.

Table

Deuxième partie

REPÈRES CLINIQUES, THÉORIQUES ET ÉTHIQUES

Troisième partie

QUELQUES PISTES SUR LE DÉVELOPPEMENT PSYCHIQUE DU BÉBÉ

Imprimé par Lightning Source France
1 avenue Gutenberg
78310 Maurepas

N° d'édition : 7381-0928-Y